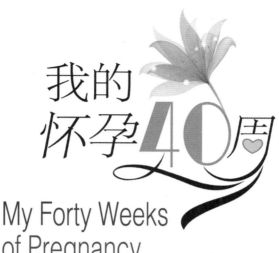

我的怀孕40周

My Forty Weeks of Pregnancy

水青窈 / 著

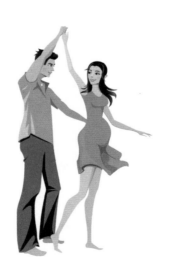

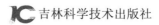

吉林科学技术出版社

前　言

　　怀孕是每个女人一生中的大事情，它带来的不仅仅是角色上的改变，更有心理上的变化。从得知怀孕的那一刻开始，心里就一直琢磨着要做点有意义的事情，给这个重要的阶段留下一些回忆。不少孕妈妈会去拍摄孕妇照，但那毕竟只能反映一个短暂的时期，不能完整体现整个孕期的状态。

　　思前想后，感觉将孕期40周以文字的形式记录下来是合适的，也是自己能实现的。最好是能够出版成书，给其他孕妈妈一些指导与帮助。然而，理想的丰满终究抵不过现实的骨感，由于各种原因，完成这部书稿花了将近三年。

　　我的整个孕期都很坎坷，前后经历了严重孕吐、低胎位、双侧脉络膜囊肿、羊水偏少、住院保胎、心脏三尖瓣回流及超过预产期等，最后选择了剖宫产。本以为宝宝出生后会有时间写稿，后来才发现，带宝宝不仅伤力而且伤神，怀孕期间的日子才如皇后般逍遥。于是本书断断续续持续了三年，

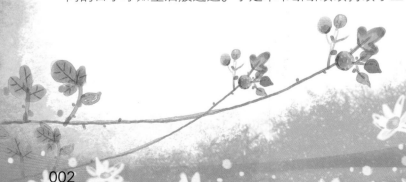

终于得以完成，这个过程不亚于看着自己的另一个孩子孕育出生，也是一个等待收获的过程。

说这些，是想告诉各位准妈妈，怀孕十月的过程艰难而又幸福着。都说没有生过宝宝的女人的人生是不完整的，孕期十月里，准妈妈大都在感受作为妈妈的温柔中，接受身份角色的改变，筹划宝宝的未来发展道路。即便以前是任性刁蛮的公主，也会在这个过程中变得温和，至少会在内心里暗示自己要做一个好妈妈。这一切，源自母爱。

当然，怀孕生养也是人类延续的一个自然过程，孕妈妈更要怀着平常心对待整个过程。身体上的不适尽量寻找缓解办法，而心态则需要保持积极乐观。孕妈妈在整个孕期可能会遇到各种不同的问题，这些都不需要太紧张，相信医学，保持开朗的心态，听从医嘱，定期孕检。同时，孕妈妈自己也要加强孕期知识普及，多方借鉴书本、医生、过来人的经验，选择最适合自己的养胎方式，定能顺利诞下健康宝宝。

祝各位孕妈妈好孕！

水青窈

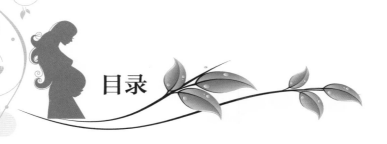

目录

我的怀孕40周 MY FORTY WEEKS OF PREGNANCY

目
录

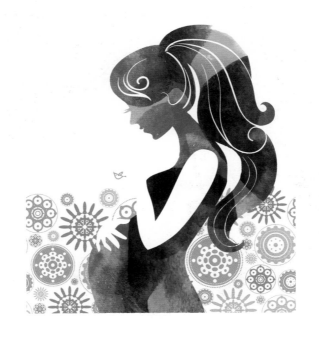

目
录

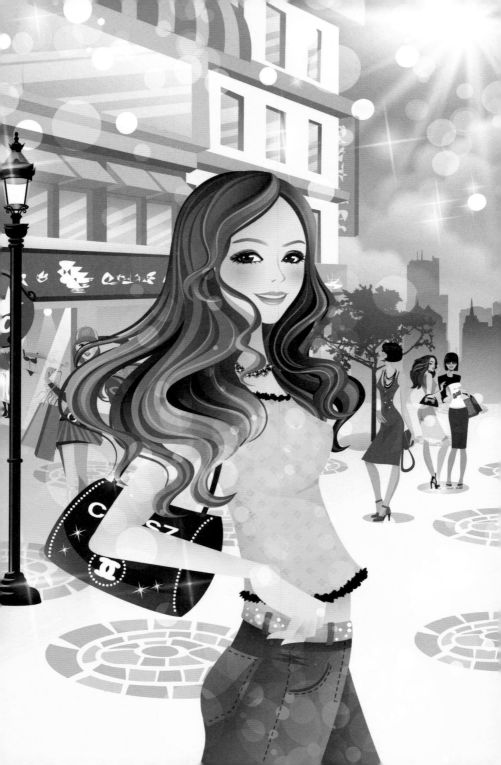

孕 *1* 月　胎儿宝宝的独白

　　亲，你知道吗？怀孕天数、孕周及预产期，均是从末次月经第一天的日期算起的。胎宝宝预产期的计算方法是：末次月经的月数加 9（或减 3），日数加 7。比如：孕妈妈末次月经为 2014 年 9 月 25 日，预产期则为 2015 年 7 月 2 日。足月妊娠大约 280 天（40 周左右），不过在预产期的前两周或后两周内分娩均属正常现象。

第 1～2 周　我是一只参加马拉松比赛的精子

　　当当当……我是胎宝宝，哦，不，确切地说，我现在还只是一只将要参加马拉松游泳比赛的精子。对了，椭圆形的头后面拖着长长的尾巴，形状像一只蝌蚪的，那就是我。我椭圆的头部里含有爸爸的遗传信息，长尾巴是我游泳的有力助推器。我们比赛的终点是妈妈体内的卵子所在地，在我的周围有几亿同伴也要参加比赛，但我一点也不担心，因为我一直是他们中最强的"游泳健将"。

受精——生存大考验

第一周里妈妈还在生理期，所以根本不会知道我以后会成为她的宝贝。但是后来妈妈开玩笑，说我前两周在爸爸身体内呼呼睡大觉。听到这话我就不高兴了，妈妈可知道我参加这个马拉松游泳比赛到最后拿到冠军是多么不容易！

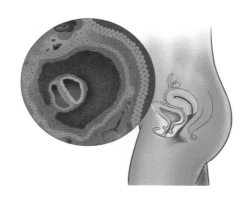

在爸爸体内时，我就得拼命地成长以保证发育质量；在爸爸将我和我的数亿同伴同时送到妈妈体内后，我又拼命地游啊游，先后经过阴道、子宫颈、子宫，最后游进输卵管，最先实现与卵子的邂逅。虽然游过的这段距离只有十几厘米，但这对我来说，相当于人类游过100个奥林匹克游泳竞赛池的长度，可以想想这该是怎样的活动强度！

这个马拉松游泳比赛更是生存大考验，从刚进入阴道开始就面临着重重困难。首先要穿过阴道的黏液获得活力，这一关就淘汰了一大批选手；接着阴道内的无数条沟壑成为了数百万精子牺牲的战场，陷进去的精子很难再游出来继续前进；同时，阴道内的强酸性环境又扼杀了大批发育不良和受损的精子，这里染色体的作用体现出来了，但是我没精力讲那么多，晚点再补充，现在我只能铆足了劲继续往前游；和我一起游进子宫的另外几百万只精子又被里面的微纤毛给推了出去；最后是左右输卵管的岔道，和我一样选择了卵子所在的输卵管的有几百只精子，看到卵子后我一鼓作气冲刺到跟前，一头扎进卵子里面成为了最后的胜利者。当我接触到卵子的细胞核时，卵子立刻释放出化学物质将自己包围起来，铜墙般的保护层阻止了其他精子的进入。

看看，过程坎坷吧？所以有专家得出数据，正常情况下的夫妻一个月内怀孕成功的概率为 25％。作为唯一的胜利者，除了成功的喜悦，我更多了份神圣的责任感。接下来，我将代表爸爸的基因与妈妈的卵子结合成为受精卵，如果能顺利发育、健康生长，最后我会离开妈妈肚子，诞生成婴儿，成为爸爸妈妈的心肝宝贝陪伴他们一生。

是男是女除了染色体说了算，爸爸妈妈也会有影响

精子成为受精卵，是胎儿形成的第一步。现在再来补充一下刚才没讲完的染色体。

染色体里不仅装配了爸爸妈妈的基因，还直接决定着胎儿宝宝的性别。每个细胞都有 23 对染色体，而其中的性染色体——X 染色体和 Y 染色体，才能决定宝宝是男孩还是

女孩。所有的卵子都只含有一条 X 染色体，而精子含有 X 和 Y 染色体的概率相同，胎儿性别在受精那刻也就已经决定了。如果是 X 染色体的精子与卵子结合，那胎儿就是女孩；反之，如果是 Y 染色体的精子与卵子结合，那胎儿将会是男孩。所以说，男孩女孩不是妈妈可以选择的，而是由爸爸来决定的，这些知识的普及让妈妈们狠狠吐气了。

回头看下，我生存考验过程中提到了染色体的作用。女性阴道内都是强酸性的，据研究发现，含 X 染色体的精子比含 Y 染色体的精子更能在强酸性环境中存活，也就是说被扼杀在这强酸性环境中的染色体更多的是 Y 染色体。如果爸爸将我们这些精子送得更远一些、少受这些强酸的侵害，如果妈妈多吃些碱性食物、降低阴道内酸度，妈妈再用些碱性洗液清洗等等，那 Y 染色体就多了份保障，生男孩的概率就会大很多。如果想要女孩，则反过来操作即可。

第3周　蜕变！我成为爸爸妈妈的结晶

虽然我取得了游泳比赛的冠军，成功地成为了受精卵，但这并不意味着我就安全了。对妈妈来说，要经历排卵、受精及受精卵分裂并种植于子宫 3 个过程，才称得上是受孕成功、妊娠开始，这周我将主要完成第三个过程。这个过程可是万分重要的，受精卵分裂将决定我是单胎还是双胎，而是否能牢固植入子宫壁将直接影响我的存活。

想要双胞胎不是件容易的事情

现实生活中，双胞胎是许多父母的愿望，要是龙凤胎那就更妙了。妈妈也没能免俗，后来确认怀孕后的第一想法就是祈祷自己怀的龙凤胎。而我只想说的是：妈妈，不是我让您失望，而是想要双胞胎真不是件容易的事，何况是龙凤胎！

双胞胎分为同卵双胞胎和双卵双胞胎，区别在于胚胎是由一个卵子还是两个卵子发育而来。双卵双胞胎需要一次排出两个卵子并同时受精成功形成胚胎，而这两个胚胎也不一定就是龙凤胎，同性别的可能性也是 50％。而妈妈这次只排出一个卵子，单单这条就直接否定了龙凤胎的可能，更不用提什么三胞胎之类的了。

同卵双胞胎则是由同一个受精卵一分为二，分裂成两个细胞，最后形成两个胚胎。同卵双胞胎因为遗传基因相同，所以性别一致，血型也相同。为了满足妈妈的愿望，我一点也不介意自己有个兄弟或是姐妹来分享妈妈的爱。但是我失败了，虽然我分裂出了细胞，可最后形成胚胎的只有一个，其他的最后都形成了胎盘和羊膜。

因此，本胎宝宝我注定是唯一的！

胚泡植入子宫内壁很重要

这段时间里，我的形状一直在变化，从蝌蚪状的精子变成毛绒团状的受精卵，然后变成实心球状的桑葚胚，再变成充满液体的囊状胚泡。形状在变化的同时，我也在极力往妈妈的子宫游去，只有最后"牢固地"植入子宫内壁才算安全，一旦植入失败，胚泡就会被随后而来的月经清除掉，就算是妈妈也不会察觉到我曾经来过，而这个比例大约是40％。哦，那太可悲了，绝不允许这样的事情发生！

有惊无险，大概花了13天，我终于牢牢地植入在了子宫内壁。最后植入成功使我终于和妈妈真正成为一体了，也度过了最危险的时期！相比没牢固植入子宫内壁之前那些不可知的变数，怀孕前3个月的风险就小很多了，至少大都可知可控。

妈妈，胎儿宝宝安营扎寨成功，从受精卵蜕变成小小胚胎，身体组织系统也在快速生长哦。我是您和爸爸爱情的结晶，接下来一起努力！

第4周　妈妈，您怎么还没注意到我！

这周里，本胎儿宝宝（准确地说还只是胚芽）神经管继续生长，但还是非常小。到本周末，我胎重大概1.05毫克，胎长大约0.2毫米。眼睛、鼻子、耳朵还没有形成，但是嘴巴和下巴的雏形已经可以看见了。身体分两大部分，非常大的部分为头部，有长长的尾巴，形状很像小海马。手脚因为太小，单纯用肉眼还看不清楚哦。

别看我还小，此时我的血液循环系统原型可是已经出现了，脑、脊髓神经系统器官原型也已出现，胎盘、脐带也开始发育，心脏发育较显著，并且开始搏动。妈妈，现在您体内可是有两颗心脏在跳动哦！

妈妈，您已经到最佳生育年龄末尾了

妈妈，您真是什么时候都不忘关注身材。每天踩着那电子秤净想着怎么减肥也就算了，没事您骑什么自行车，这对现在的我来说可是非常危险的！就算您没发现我的存在，您婚也结了，工作也稳定了，也该考虑下生育孩子了吧。最重要的是，您已经 26 岁了，已经到达最佳生育年龄的末尾了。

虽然我国一直提倡晚婚晚育，但也不是说越晚越好。遗传优生学家认为，女性最佳生育年龄在 24 ~ 30 岁，其中 24 ~ 26 岁最优，男性最佳生育年龄为 25 ~ 31 岁，其中 25 ~ 28 岁最优。在最佳生育年龄中，卵子和精子质量高，能将最好的基因传给下一代。您和爸爸都处在最佳生育年龄，您在这个年龄段生育，能减少妊娠并发症，利于胎儿

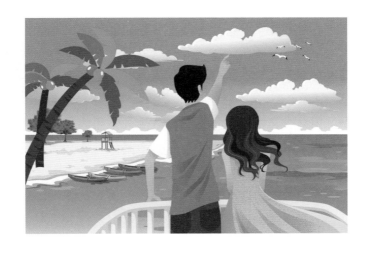

孕 1 月　胎儿宝宝的独白

我营养吸收、健康成长及自身顺利分娩，无论对妈妈您还是胎儿我都是最好的。

叶酸，妈妈您吃了吗？

胚胎植入子宫内膜后开始分泌孕激素，促使子宫内膜增厚。这期间，胎儿宝宝我开始形成神经系统，心脏也随后形成。这可是胎儿宝宝我神经管发育的关键时期，补充叶酸可以降低胎儿出现脊柱裂或其他神经管缺陷的风险。您跟爸爸领证的时候医生也给了您 3 瓶叶酸，要求从计划怀孕前 3 个月到怀孕后 3 个月每天都要吃一片，也就是 400 微克的。可您是怎么回事啊，怎么总是有一天没一天断断续续地吃着？

医生都说了提前补充叶酸，可以预防神经管畸形儿的发生。人类如缺乏叶酸可引起巨红细胞性贫血以及白细胞减少症，如果在怀孕头 3 个月内缺乏叶酸，可导致胎儿神经管发育缺陷，从而增加裂脑儿、无脑儿的发生率。太可怕了，我才不想出现这样的情况，我要做聪明可爱的宝宝，妈妈可得对我负责啊！好在后来医生说不用太紧张，一般人不会缺乏叶酸，而且妈妈您基本上是素食主义者，蔬菜中本身就富含叶酸，零散吃的叶酸也会起到补充作用。

妈妈记住哦，这个月要注意胚胎的质量，除了叶酸，肝、豆类及花生的叶酸含量也相对较高，记得要多吃！现在的您饮食易消化、味清淡，多吃富含蛋白质、维生素和矿物质的食物，适当吃点香蕉、动物内脏、坚果等，而芦荟、螃蟹、甲鱼、薏米、马齿苋、石榴什么的易致流产的食物可千万不能吃。

我也通过您身体的某些变化给了一定提示哦，妈妈要赶紧知道我的存在！

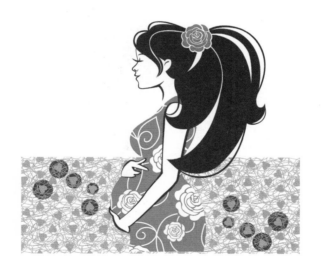

孕1月　胎儿宝宝的独白

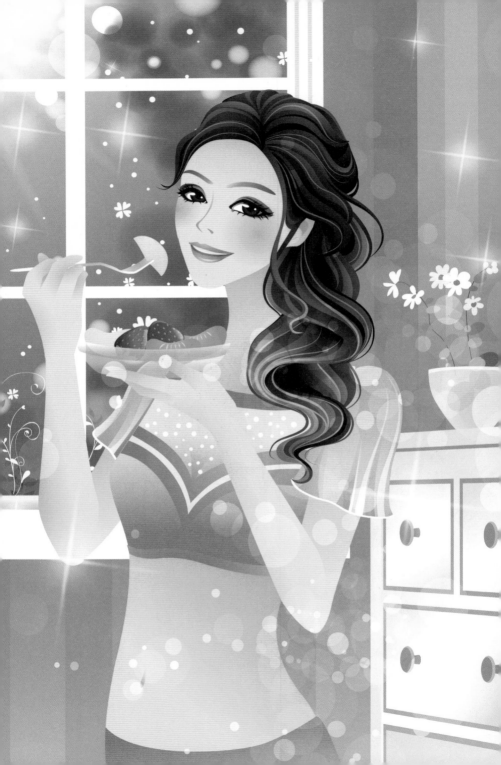

孕 *2* 月　孕妈妈的孕吐期

第5周　什么？我怀孕了！

此时胎宝宝正在我肚子里快速成长，整个孕二月下来，胎宝宝胎长可达 1 ~ 3cm，胎重大概 1 ~ 4 克。然而，就是这么个小不点儿，五官居然有模有样，眼睛、嘴巴和耳朵会出现轮廓，外耳也开始形成小皱襞，哈哈，萌萌的人脸模样就基本形成了。

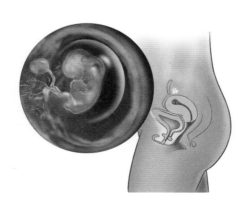

不仅如此，胎宝宝在第 5 周时仅在萌芽状态的手脚和尾巴，到了这个月中旬，胎宝宝头、身体和手脚开始有区别，尾巴也逐渐缩短，到本月末用我们肉眼就能够分辨出胎宝宝头、身体和手足了。不过，这个阶段，胎儿宝宝骨骼依然处于软体状态。

孕二月也是流产频发期，而此时我才懵懵懂懂发现了一些端倪。

种种迹象让我知道了宝宝的存在

一直怀疑最近是不是生病了，体温偏高降不下来，人也没精神，老犯困，吃饭没胃口，时不时地有点胸闷、小恶心，还老想上卫生间，人也莫名的烦躁。要知道这是宝宝在肚子里用心给我的小提示，可我却以为自己是胃着凉没放心上，直到发现例假延迟了四天还没来。

"不会是怀孕了吧？"我心里犯嘀咕，要知道我的例假非常准时，延迟从来没有超过两天。据我所知，在受精后不久，胎盘滋养层细胞就会分泌一种人绒毛膜促性腺激素（HCG），大量存在于孕妇的尿液中，而非妊娠妇女尿液中几乎不含有 HCG。用早孕检测试纸检测下尿液中的 HCG 浓度，就可以确诊是否怀孕，简单准确。作为行动派，早孕检测试纸成为为我解惑的关键，而结果却坐实了我的担忧：价格两元和价格 20 元的试纸检验出来都是华丽丽的两道杠！

掀开衣服一看，咦，乳晕颜色加深了，而且还有一点点发胀，不小心碰到乳头还会轻微刺痛。而我看不到的还有子宫这个月将会从鸡蛋大变到鹅蛋大，同时变得柔软，内壁也随之增厚，这些都是为了适应胎儿宝宝的生长需要。

震惊，从手忙脚乱到小心翼翼

怀孕了！慌忙扔下手中的早孕试纸，我脑子一片空白，太震惊了！虽然 26 岁了，但我一直都是爸爸妈妈的明珠、哥哥弟弟的公主，内心深处我觉得自己还只是孩子辈，怎么一下子就升级为妈妈了！按捺住心中的忐忑，我仔细地将那目前没有任何变化的肚子看了一遍又一遍，直到老公半天没看到我找了过来。

催着老公灭掉蚊香，关了 Wi-Fi，转移电脑，拔掉家里所有可能有辐射的电器，撤掉卫生间地垫，将阳台上的绿植都挪至房间。胎宝宝现在还只是蒙蒙点，虽然感受不到他（她）的存在，但我却因为他（她）的到来而万分紧张与期待。

通知的事情交给老公，成功升级为宝爸的他以后自然要多承担责任。完全不记得自己是怎么回答婆婆的探问电话的，其他亲友的慰问电话也都没听进去几个字，只是"嗯嗯啊啊"地胡乱回答。思绪和情绪飞扬了几个小时，我却一扫最近的疲惫，反而越来越兴奋，以至于整晚都睡不着。一直躺在床上数绵羊，却又不敢翻身，生怕压到胎儿。只是一直将手轻轻放在肚皮上，努力去感受肚子里的小家伙的存在。

改变饮食结构为漂亮宝贝打基础

都说不让宝宝输在起跑线上，从知道怀孕的那刻开始，我就不断搜罗这些可以促进胎宝宝健康生长的信息。

如果宝爸宝妈肤色偏黑，那么宝妈多吃一些富含维生素C的食物，如番茄、葡萄、柑橘、菜花、冬瓜、洋葱、大蒜、苹果、刺梨、鲜枣等都是不错的选择。

想让皮肤细腻，同时拥有良好视力，宝妈则可以多吃些富含维生素A的食物，如动物肝脏、蛋黄、牛奶、鱼肝油、胡萝卜、苹果、番茄以及绿色蔬菜和干果等。其中鸡肝含维生素A最多，胡萝卜可以促进血色素的增加，从而提高血液的浓度。

想要宝宝拥有光泽油亮的乌发，那么宝妈可多吃些含B族维生素的食物，如瘦肉、鱼、动物肝脏、牛奶、面包、豆类、鸡蛋、紫菜、核桃、芝麻、玉米以及绿色蔬菜，这些食物可以使宝宝发质得到改善，不仅浓密、乌黑，而且光泽油亮。

如果父母个头儿不高，应吃些富含维生素D的食物，如虾皮、蛋黄、动物肝脏以及蔬菜，这些都有利于宝宝长高个。

怀孕期间宝妈多吃些含碘丰富的食物，如海带等海产品，补充胎儿对碘的需要，能够促进胎儿甲状腺的合成，有利于胎儿大脑的良好发育。

对于素食主义且不吃零食的我来说，饮食这关就有难度。各类补品、水果堆满房间，我却无半点心动，对胎儿营养的担心同时让我良心上忍受巨大折磨。

宝宝，对不起，请给妈妈一点时间，妈妈会慢慢开始吃的！

异省通婚，宝宝基因应该不错吧

结婚时朋友就说，以后我们宝宝基因好，因为我和宝爸地理上隔得远。常说近亲不能通婚，那是通婚圈越小的男女，夫妻双方身上携带的相同基因越多，科学上称之为"遗传因子的纯合化"。遗传因子纯合化程度提高，会带来遗传病发病率的上升。相反，两地相隔越遥远，其优化的概率越高。

公公是浙江人，婆婆是江西人，宝妈我来自湖北，跟宝爸血缘上没有任何关系，基因纯合的机会微乎其微，患隐性遗传病的可能性应该没有，宝宝的体质、天赋也会明显优于我们吧。之前觉得远嫁总是会有点遗憾的，但是想到这里，我就觉得自己嫁那么远总算有点实质性的意义了。哈哈，就算为了孩子，也是值得的。宝爸现在地位完全败给了宝宝，光荣退居二线。

第6周 第一次孕检

优生优育是社会的趋势，生个优质宝宝是每个家庭的愿望。孕期检查宝妈我十分重视，通过孕期检查，了解孕期我和宝宝的健康状况，方便及时发现和消除影响胎儿发育的有害因素。

孕检注意事项早知道

这周是第一次孕检时间，因为没经验，我和宝爸挑选了当地最好的医院，一大早跑过去。从早到晚，累了一天，总结了经验教训，以方便下次孕检。

预约：无论是网络、114、医院自动终端机，还是利用医院其他途径，尽量提前预约，这样可以减少很多等待时间。除此之外，我也把全球通 VIP 金卡优先预约功能用上了。

停车：医院门口别想停车，宝爸把我送到医院门口，我先下车去排队挂号，宝爸则去附近停好车再来与我会合。

时间：上午和周末是医院病患集中期，因此尽量安排下午和工作日去。另外有些人迷信挑好日子去，我都是尽量避开农历双数日而选择单数日去。

医生：专家固然有权威，但专家坐诊时间少而病患咨询量大，最后匀给每个人的时间极少。固定选择一个口碑好的医生，多花时间在宝妈和胎儿身上未必不是好事。

检验：现在医生越来越依赖检验机器，动不动就让做 B 超（超声波检查）、验血等，望闻问切几乎丢弃了。如果没有特殊情况，最好避免过多机器检验。

药物：很多人出现一点问题，医生就开一堆药过来，保胎的、防畸的、生血的、养发的。坚持一点：除非问题很严重，否则尽量不吃药。

问题：怀孕总会有这样那样的问题，而大部分医生一般都会说得比实际严重得多。乐观一点，没那么严重，有些问题是阶段性的，宝妈和宝宝都会好起来的。

项目：一般孕妈孕检时会注意听胎儿的相关信息，对孕检项目却没注意也没细究。提前了解每次孕检项目，并做好下次孕检项目记录，会让孕妈省心省力。

孕期的检查项目

整个孕期大概分为 3 个阶段，孕早期（第 1 周至第 12 周）、孕中期（第 13 周至第 28 周）、孕晚期（第 29 周至第 40 周）。一般情况下，怀孕 5 至 6 周时确认怀孕信息，11 至 12 周时到医院建卡，孕中期每 4 周一次孕检，孕晚期为每两周一次，从 36 周开始就应该每周一次，直至分娩。检查的项目除了常规项目，还包括依照个人不同情况的特殊检查项目。

孕期检查项目有体重、血压、宫高、腹围、水肿检查、胎心听诊、血常规、尿常规、白带、梅毒筛查等，其中体重、血压、宫高、腹围、水肿检查、胎心听诊等项目是孕检的常规项目。

体重，是每次孕期检查的必测项目。通过孕妈咪的体重可以间接检测胎儿的成长。整个孕期体重增加约为 12.5 千克，每周增加 350 ～ 500 克。增得太多容易出现并发症，心脏负担过重；增得太少又会导致胎儿营养吸收不够，影响胎儿的正常生长。当然在孕早期，因为早孕反应，体重反而减少也是正常现象。

测量血压可以观测宝妈是否会患妊娠高血压。一般，血压标准值不超过 130/190mmHg（mmHg：计量单位毫米汞柱的符号，1 毫米汞柱 =133.322 帕），或与基础血压（孕前血压）相比增加不超过 30/15mmHg。血压高是妊娠高血压疾病的症状之一，一般 20 周以后会发生，它将影响胎儿的发育成长。因此有规律地测量血压，可以在血压开始升高

孕 2 月　孕妈妈的孕吐期

时进行及时有效的控制。

胎儿在子宫内的状态如何，胎心一般可以告诉我们。每次胎心监护约 20 分钟，连续观察记录胎心率，描记子宫收缩，记录胎动，通过这 3 组数据可以反映胎儿宫内储备能力，从而判断是否缺氧和胎儿宫内窘迫。

孕妇和胎儿代谢产物增多，往往会导致孕妈肾脏负担过重。同时受孕刺激影响，孕妈泌尿系统平滑肌张力降低，右侧输尿管受右旋子宫压迫，因此易患畸形肾盂肾炎，孕期化验尿常规及时反映孕妇泌尿系统情况也是十分必要的。

第一次孕检：验血、验孕

妊娠反应、漫长的排队等待，加上医生的恶劣态度，孕检对我来说绝对是种折磨。孕检项目不算太多，但是缴费、等号、验血、尿检、B 超，楼上楼下一个个窗口跑下来，我连说话的力气都没有了。又饿又渴，但完全没胃口，还不停地吐酸水。

量了身高，测了体重，学校过来的实习医生仔细地计算了我身高和体重的比例及骨盆大小，不胖不瘦，适合生育。上午做了血常规、尿常规、白带及梅毒筛查，下午得到结果，显示都正常。至于检验数据上出现的箭头，只要没影响母婴，医生基本也不做说明，只好回头自己去查资料。

第一次产检不用做超声波检查，毕竟那检查本身带辐射，自然是越少接触越好。但因为我脸色苍白、头晕恶心，为排除宫外孕我还是接受了这项检查。

趁着排队等候的时间，宝爸赶紧在手机上查宫外孕相关资料。受精卵着床于子宫以外被称为宫外孕。因为输卵管、卵巢、腹腔或子宫颈等宫外孕着床部位组织较薄且供血差，极易导致流产、出血或破裂，危及胎儿及孕妈妈生命。

　　在忐忑不安中终于等来了 B 超单：宫内早孕，胚胎存活；两侧卵巢未见明显异常。子宫前位，轮廓清晰，大小为 72mm×39mm×72mm；宫内孕囊 31mm×17mm×20mm，囊内见胚胎组织 4mm×3mm，见原始心管节律性搏动，卵黄囊显示。数据什么的不太懂，剩下的我也懒得看，知道胎儿健康正常也就安心了。

　　哈哈，宝宝长到 4 毫米了，我的身体里有两颗心脏在跳动。想到这里，原本还担心自己会因为子宫前位导致胎盘前置，这时完全放心了，只剩下兴奋了。嗯，心跳，下次孕检我要听到宝宝的心跳声。

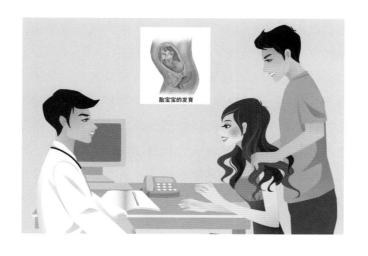

胎宝宝的发育

第7周　翻江倒海的孕吐

孕吐作为早孕反应的一种，成为继月经之后判断是否怀孕的第二大依据。妊娠以后，大约从第5周开始（也有更早些开始的）会发生孕吐。宝妈我属于孕吐特别敏感型，其实第4周时就已经感觉到头晕胸闷了，特别在早晚会出现恶心，但是却没想到是胎宝宝来报到。孕吐是正常的妊娠反应，不会影响胎儿健康及成长，目前还没有出现因孕吐令胎儿致死的情况。一般情况下，到第16周孕吐就会消失。

孕吐，怎么那么厉害

以前看着小姑子怀孕该吃吃该喝喝，从头到尾逍遥自在，所以我从来不知道怀孕是这么辛苦的事情。一同事说她表姐一直孕吐到第5个月，到最后因为吐出了血还是止不住孕吐而不得不引掉了胎儿。虽然这种情况很少见，但是我的情况也不容乐观。

吃什么吐什么也就算了，下一口饭菜还挑在筷子上，刚吞下去的那一口已经吐出来了。饭菜吐光了就吐酸水，从黄的吐到绿的，胃里火辣辣的有烧灼感。若是光吃东西吐也就算了，有时闻到异味尤其是油烟味和饭菜味，胃里的食物和水都迫不及待地吐出来了。现在的我几乎草木皆兵，周围可能发出气味的物体甚至是饮食类图片通通被清理了出去。

都说容易晕车、晕船、偏头痛的人孕吐得厉害，我估计就是这一种了。另外两种，如怀的是双胞胎或多胞胎和母亲或姊妹有过孕吐的症状跟我都不吻合。至于孕吐的原因到目前为止还没有确切的说法，可能导致的原因有3个：一是激素，如人绒毛膜促性腺激素水平和雌激素水平的迅速升高刺激了大脑；二是保护胎儿的本能，提早察觉可能伤害胎儿的病菌或物质；三是传达怀孕信息，引起母体注意。

然而不管是哪种，我只想尽快结束这要命的孕吐。

吐得那么严重，还能保证胎儿的营养吗

怀孕前48千克，现在44千克，暴瘦4千克，之前的裤子穿在身上直接往下掉，这么显著的减肥效果来自于孕吐。我不禁感叹，果然我还是因为贪食而肥，看来生完孩子之后，得好好管住自己的嘴，虽然我不吃零食不吃肉。

对于体重第二次跌下45千克我感觉还蛮不错，但却急坏了我婆婆。尤其是我和宝爸都留在宝爸大学所在城市工作，每个月才回去一次，没在她身边，我妈更是远在湖北照顾不到我们。自从知道我怀孕后，婆婆每隔两天打电话给儿子，每周打电话给我，交代各种事宜，每个月回去时那更是大补特补。我被深深感动了，比我妈还体贴周到。

担心因为孕吐而影响对胎儿的营养供给是很多人的担忧，但事实上完全没有必要。虽然孕吐暂时令孕妈妈无法保持对营养的均衡吸收，但孕吐处于怀孕早期，胎儿主要

是处于器官形成阶段，而非生长发育期，对营养的需求相对较少，因此没必要担心胎儿营养不足。当胎儿营养需求增加时，孕妈妈也会恢复到正常的饮食状态来。

用我医生朋友的一句话说，胎儿就是吸血虫，无限制地吸收孕妈妈的营养，除非孕妈妈自己身体先倒下，不然胎儿永远不会缺营养。当然也不排除特殊情况，孕妇孕吐情况十分严重的概率只有1%。这种情况下会因为严重孕吐导致脱水，体重减轻。

所以，孕妈妈如果出现脱水（没有小便或小便呈黑黄色）、晕眩、心跳加速或呕吐次数频繁，不能进食，呕吐物中夹有血丝，都必须马上去医院。当然孕妈妈也要放宽心，不要过分忧思，因为情绪低落也会一定程度上加剧孕吐。

帮助宝妈缓解孕吐，宝爸积极努力

宝爸和我是一类人，可以对自己生病不吃饭等无动于衷，却无法坐看我昏天暗地的孕吐。查资料、问前辈、看医生，得知孕吐对身体及胎儿影响不大之后，他便开始为缓解我孕吐绞尽脑汁。

酸奶，以前总觉得有股怪味，现在各种口味的酸奶我都能接受，从拿在手上冰冰的到最后滑到胃里凉凉的，有效缓解了我的孕吐。从这以后，酸奶成了我正餐之外唯一的选择。有次宝爸为了给蹲在路边吐得起不来的我买酸奶，顶着烈日跑遍了周围的大小店铺，终于在近两个小时后小心翼翼地捧着两杯酸奶过来。辛苦你了，老公大人，我和未出生的宝宝一起感谢你！

　　医生让吃维生素 B$_6$ 或其他药品，过来人介绍的少吃多餐或饼干疗法等等都不适合我。生活中总会发现某些不反感的味道，比如安溪铁观音泡出来的茶香、香水百合远远的幽香、赣南脐橙酸酸甜甜的果香，于是茶不是用来喝的、花不是用来赏的、橙不是用来吃的，只要能缓解孕吐，老公大人就会乐此不疲地去弄来放在我身边。

　　因为每个孕妇身体情况不同，所以缓解孕吐的方法会有所差异。但不可否认，因为宝爸的体贴给我带来的好心情，也是缓解孕吐的有力武器！

第8周　胎教第一步，环境及情绪影响

　　说起胎教，很多人会认为是西方的时髦理念，却不知胎教源于我国古代。古人认为，胎儿在母体中容易被孕妇的情绪、言行同化，所以孕妇必须谨守礼仪，给胎儿以良好的影响，名为胎教。这个观点在今天得到了更好地传播与认同。

宝宝，我们一起来做胎教

　　作为现代白领女性，宝妈我十分重视胎儿宝宝各方面的发展。现在宝宝还在肚子里，除了饮食之外，我还能做的就是胎教。国内外大量资料证明，经过良好胎教的小宝宝，听力、记忆力、性格等方面都有显著效果。

　　从医学角度来说，人的感官与精神情绪与人的大脑旧

皮质的功能相通。而一个人大脑新皮质的形成，依赖于胎儿时期所形成的大脑旧皮质基础。人的大脑新皮质的发育直接影响孩子性格、心理素质及智力发育。观察周围朋友我也能发现，父母身心健康、生活环境舒适、母亲性格温柔的家庭培养出来的孩子综合素质较高。

可不要小看胎教对于宝宝的影响力，2个月起胎儿就会在子宫里运动了，3个月已有触觉，4个月有冷觉和听觉，5个月具备温觉和味觉，6个月时胎儿的听力与常人差不多了哦，到7个月时胎宝宝不但有嗅觉，同时也有了敏感的痛觉，到8个月时视觉形成，可以凝视光源。

提起胎教很多人会将概念简单化，行动上也仅仅停留在跟宝宝说话、听音乐和童谣等相关听力方面。其实胎教包括很多方面，针对不同阶段胎宝宝的发育情况进行针对性的胎教能促进胎宝宝更好地成长。因为胎宝宝也是有情绪的，更厉害的是还有记忆，会对反复的信息刺激产生固定的条件反射，形成记忆，养成习惯。

所以说胎教对于胎宝宝的意义十分重要，就像教育对于我们一样，非常必要。

胎教传达母爱

胎教，传达着孕妈妈对胎儿的母爱，归根结底就是使胎宝宝生活在优良的环境中。而这里的环境既包括孕妈妈自身的身体状况，还包括孕妈妈生活的物质环境和精神环境。因此，孕妈妈在妊娠期间除了要重视自身的健康与营养外，还要重视周围环境的影响。

作为胎宝宝生长发育的承载体，优良的基因遗传及孕期调节是胎宝宝成长的基础。孕妈妈的身体健康是胎儿胎教的起步，适当锻炼、保持良好的饮食及生活作息习惯、保持心情愉悦等都会通过孕妈妈自身的内在环境传递给胎宝宝。孕妈妈的居住、工作环境以及和周围人的关系是胎儿的外在生活环境。居住及办公环境中对胎儿不利的影响我都尽量去改善，宝爸也非常注意自己的生活习惯和情绪控制，努力为我和宝宝创造良好的外部氛围，积极为宝宝打好胎教基础。

胎宝宝在妈妈肚子里的 10 个月中，时刻感受着孕妈妈的身体和情绪变化，孕妈妈更是对胎宝宝倾入全部感情，母子亲情由此培养并逐渐升华。胎宝宝在这个阶段得到的关爱和快乐越多，对以后健康、聪明及稳定情绪的培养也就越有利。

孕2月　孕妈妈的孕吐期

爸爸小记二月特别篇

给娘俩的深情告白

知道老婆大人你怀孕的那刻，我无法形容自己的激动心情，也特别能理解你好几天的情绪大波动。宝宝的到来给我带来了前所未有的幸福，却也更多地让我感觉到肩上的责任。从这一刻开始，我也是上有老、下有小的人了。

我也会时常想象一下未来孩子的模样：粉雕玉琢的可爱小人儿，男孩一定要像王锡玄，如王子般贵气；女孩一定要像秀兰·邓波儿，如公主般优雅。

想象着孩子的到来，人也会增添无尽的动力。双方父母都不在身边，所以我对老婆大人你的照顾格外上心。"二十年的公主，十个月的皇后，一个月的太后，一辈子的女仆"。这虽然是对女人一生过程的调侃，却也符合大部分现实。而我希望老婆你一辈子做自己，不要为我和宝宝劳心太多。老婆大人现在贵为皇后，我自动接管了所有家务，洗衣擦地收拾房间，绝对不让老婆大人操半点心。公司有食堂餐厅，所以我们很少做饭。食堂餐厅伙食一直不错，但考虑到你们娘俩的营养需要，我果断添置了一些厨房用品，经常给你们娘俩开小灶。可是皇后娘娘你每天吐得天翻地覆，看得我非常揪心。看着老婆大人一天天瘦下去，希望你孕吐期早点结束。

除了生活上照顾你们娘俩，我更要从心理上关心你们，绝不让老婆大人不愉快，更不能让你的情绪影响到肚子里的宝宝。如果我有惹老婆你生气的地方，尽管批评我，我一定积极改正，做一个合格的准爸爸，我保证！

老婆大人加油，宝宝加油，你们娘俩是我的天下！

孕2月　孕妈妈的孕吐期

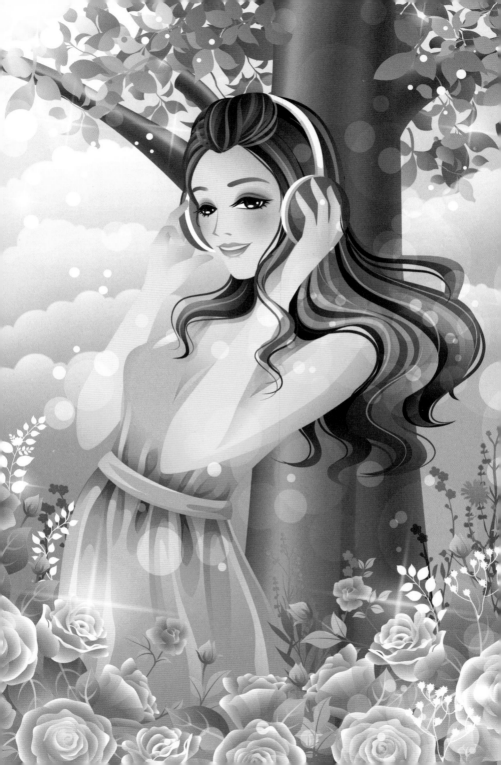

孕 **3** 月　孕妈妈和胎宝宝正式对话

第9周　宝宝，你能不能少折腾妈妈？

经过两个多月的忙碌，胎宝宝基本完成了在宝妈肚子里的"基建工程"，已初具人形，从本周开始就可以真正称为胎儿了。第3个月依然是容易流产时期，也是孕早期的最后一个月，之后将进入相对稳定的孕中期。

本月里胎宝宝胎长将达到3～10厘米，胎重升至4～40克；同时，胎宝宝的面颊、下颌、眼睑及耳郭已发育成形，整体看起来更像正常的人脸；最有意思的是，此阶段胎宝宝头格外的大，占据了整个身体的大部分；之前蝌蚪的尾巴完全消失了，眼睛及手指、脚趾也清晰可辨；四肢能在羊水中自由活动，时不时来段自由泳，在宝妈肚子里做蹬腿运动，完了还拿双手遮住脸部，原来是害羞了。

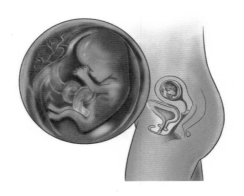

为宝宝开始精打细算

　　都已经第 9 周了，但我的孕吐依然不容乐观。最重要的是越来越瘦，已经基本没有合适的衣服可穿了。没办法，只好把大一时 40 多千克那会儿穿的衣服翻出来。据说怀孕 4 个月时体重会回升增加，实在不想为这一个月去浪费买衣服，毕竟现在是当妈的人了，眼下光我的检查、补品、饮食已经比以前增加了很多开支，更何况后面还要养孩子。都说真正居家的人会精打细算起来，看来此言不假啊。后面再胖起来就得买孕妇装了，以前再胖也不会胖得过孕期。

　　网上书上及过来人总会出这样那样的经验教导，对此我都认真听取，但整个孕吐过程中还是过得分外艰难。少吃多餐对于上班族的我来说是不可能的，带零食水果什么的影响也不好，不方便也没胃口，虽然每天饿得前胸贴后背。好在不用自己做饭，油烟味是最严重的孕吐导火索。每天去食堂跟大厨说的只有一句话：少点，再少点，就大白菜好了……大厨看着瘦弱的我连连劝道，你很瘦，不需要减肥。

然后直接给我很多大排、鲜虾。大叔，我也想吃啊，可是看着饭菜我都想吐啊！谁让当地风俗是3个月之前不能透露怀孕消息，担心透露消息会惹怒胎神，只能等到3个月后一切稳定时才能宣布消息，听之任之，因此除了本部门办公室的几个人，公司其他人都不知道。

持续一个多月的孕吐，每晚起来上洗手间影响睡眠质量，我感觉自己完全疲惫不堪了。老妈过来看我瘦成那样，直接流泪了。宝爸也非常不好意思，感觉没有照顾好我。可是罪魁祸首——胎宝宝却稳稳地躺在我肚子里呼呼大睡，一点反应都不给我们。

唉，宝宝，你能不能少折腾妈妈啊，妈妈快撑不住了！

妊娠变化要留意

本月是宝妈们妊娠反应的高峰期，虽然小腹没有明显隆起，但身体变化使得宝妈更显孕期特征。

首先，阴道的分泌物会比平时略增多。这是由于受到骨盆腔充血与黄体素持续旺盛分泌的影响，盆腔内内脏血液聚集，发生充血和淤血造成。同时，尿频、尿急现象加剧。此时子宫进一步增大，开始压迫膀胱，致使膀胱容量减小，因而出现尿频，并且总有尿不净的感觉。此时有些孕妈妈可能会偷懒哦，尤其是寒冬的夜晚更不愿起床。要注意了，千万不要刻意不喝水或憋尿，不然可能会造成尿路感染。另外，可能出现肚子胀气及便秘。同样因为子宫压迫直肠，孕妈妈会出现不同程度的便秘或腹泻。还有就是乳房及子宫的变化。除之前就有的胀痛外，乳房这会儿进一步长大，乳晕和乳头色素沉着更明显，颜色变黑。此时下腹部虽然还没有明显隆起，但到本月末时，子宫会长到成人拳头般大小。

一般来说，本月的前两个星期是妊娠反应最重的阶段，之后将慢慢减轻直至自然消失。同时因为孕吐的结束，孕妈妈食欲开始增加，原先下降的体重也会逐渐回升。于是，我在心里不断安慰自己，再忍忍，还有半个月孕吐就可以结束了。

葡萄胎，发现要趁早

由于区域原因，每个地方孕检的具体时间也会稍有差异，不过前后不会超过太久。很多孕妈妈会选择第9周前后做初次孕检，此时除了前面讲过的一些孕检项目，还要当心可能出现葡萄胎。

顾名思义，葡萄胎是指子宫内没有正常妊娠物，而是大小不一且相连成串形如葡萄的胎块。其由妊娠后胎盘绒毛滋养细胞增生，间质高度水肿而来。葡萄胎分为完全性葡萄胎和部分性葡萄胎两种，前者胎盘绒毛全部变质，水泡充满整个宫腔，没有胎儿及胚胎组织，后者部分则是胎盘绒毛肿胀变性，局部滋养细胞增生，胚胎及胎儿组织可见，但胎儿大多为死胎，偶尔会有较孕龄小的活胎或畸胎，但总体上很少有胎宝宝能撑到足月诞生。

检测葡萄胎目前最常用的方法是B超检查，正常情况下，在孕4～5周时可显示妊娠囊，孕6～7周胎宝宝心管开始搏动，最早在孕6周时就能够探测到胎心，孕12周后孕妈妈都可以借助工具听到胎心。而葡萄胎时宫腔没有妊娠囊可见，更没有胎儿结构及胎心搏动征，只能听到子宫血流杂音，听不到胎心。一旦确诊是葡萄胎，孕妈妈应立即行刮宫术，至少两年预防恶变，两年内千万不能怀孕。

第10周　第二次孕检，低位胎盘

其实按照正常情况，前3个月只要一次孕检就足够了。但是作为新爸爸新妈妈，老公和我实在是懂得太少了，不仅连续换医生，连医院都很难固定。听同事建议到区妇幼医院去孕检，不但人少而且很多检查都免费，重要的是医生温和且负责任。于是，我的第二次孕检就这么诞生了。

低位胎盘，要多休息

对于上医院看病，我最反感的是见着医生人还没坐下来，就让你去做什么检查什么化验的。都说孕期B超次数最好不要超过3次，可宝妈我加上这次已经两次了。面对我的质疑，医生的说法是该做的还是要做。

心里虽然不快，但好在速度极快，第一次孕检花了整整一天，而这次总共下来才一个小时左右。B超检查显示为：胎位LOA（指胎位为左枕前），双顶径25mm，股骨长11mm，胎盘后壁、厚17mm，0级（胎盘后壁指胎盘附着的位置在子宫的后壁。胎盘的成熟度分为四级，即0级、Ⅰ级、Ⅱ级、Ⅲ级，0级多出现在孕28周以前），胎盘下缘距宫颈口8mm，羊水最大深度38mm，胎心见，四肢长骨见。诊断结果：宫内单活胎，目前低位胎盘。

看到"胎心见"的字眼时，我激动不已，遗憾的是没听到声音。而当医生说为低位胎盘时，我懵了。好在医生讲解很仔细，也很客观，不像某些网友发表的看法那样武断，直接让人准备剖宫产，顺产无望，等等。

说起低位胎盘，大家多会想到低位性前置胎盘，从而增加不必要的压力。因为在怀孕初期，胎盘占据着大部分子宫腔，所以还无法判断其位置。通常随着怀孕周数的增加，子宫腔会被逐渐撑大。这样一来胎盘受拉扯也会跟着拉向上方，但这并不意味着胎盘的位置是可以移动的。所以，一般来说医生在孕妇怀孕早期时，并不会诊断是不是前置胎盘，而是建议观察至怀孕中后期，因为大部分低位胎盘都会随着胎儿的长大被逐渐牵拉上移。

低位胎盘容易出现流产、出血及早产，这种情况下孕妈妈要尽量卧床休息，避免长时间站或坐，同时还要禁止房事。前期低位胎盘一般风险不大，多注意休息即可。

了解前置胎盘，不要盲目惊慌

虽然说怀孕早期低位胎盘风险不大，但随着怀孕周数的增加，胎盘依然处于低位则可能会发展成低位性前置胎盘。低位性前置胎盘是前置胎盘的一种，这种情况下的胎盘完全覆盖宫口。那么，什么是前置胎盘呢？

正常情况下，胎盘应附着于子宫的前壁、后壁或者侧壁。但是在某种情况下，胎盘像小帽子那样附着在子宫颈内口的上方，恰好戴在胎儿的头上或臀部，这种情况称为前置胎盘。

至于发生前置胎盘的原因，目前医学上还没有形成确切的解释，大致归纳可能由三方面因素导致。一是子宫内膜有病变。如炎症、斑痕，或因为产褥感染、多产、多次刮宫、剖宫产等因素引起的子宫内膜炎症或损伤，使子宫内膜血管生长不全，当受精卵植入时，血液供应不足，只好伸展到子宫下段，造成胎盘前置。二是胎盘面积过大。如多胎妊娠或有副胎盘延伸到子宫下段而发生胎盘前置。三是孕卵滋养叶发育迟缓。孕卵进入子宫腔后，不能很快植入子宫内膜，向下滑移而着床于子宫口附近，在此处生长发育而形成胎盘前置。

当然，有些前置胎盘是自然发生的，并没有特定的原因。因此，发生前置胎盘，孕妈妈也不要自责难过。一般来说，前置胎盘不会直接影响胎儿发育，也不一定会直接威胁胎儿的生命。只要按时产检并遵照医生的指示，顺利生下宝宝的机会还是很大的。

前置胎盘根据覆盖子宫颈口位置，通常可分为以下几种类别：第一类，低位性前置胎盘：指胎盘并未盖住子宫颈内口，但距离子宫颈内口很近。第二类，边缘性前置胎盘：指胎盘的边缘盖住子宫颈内口。第三类，部分性前置胎盘：指胎盘的部分盖住子宫颈内口。第四类，完全性前置胎盘：指胎盘完全盖住子宫颈内口。而第三及第四类别容易引起大出血，属于高危险妊娠，因此，建议选择在大医院接受产检。

前置胎盘是既定的事实，并不能改变，所以，所谓的治疗就是尽量预防症状的发生，并等待胎儿发育至最成熟的阶段时，采取必要的剖宫或是自然分娩的方式。基本上，如果是低位性或边缘性前置胎盘的孕妇，因为胎盘覆盖子宫口的情况并不严重，尚可考虑进行自然分娩。但部分性前置胎盘，尤其是完全性前置胎盘的孕妇，因为阻挡了产道，因此只能选择剖宫产，以确保母子安全。

第11周 拜拜，让我终生难忘的孕吐！

一直被严重的孕吐折磨，感觉自己的日子就像盘古开天地前的混沌状态。本周终于迎来了曙光，混沌被盘古的利斧劈开，天空上升，大地下沉，世界一片清明。孕吐在不知不觉减轻，整个人也逐渐明朗起来。

孕吐结束狂补？ NO！

之前吃什么吐什么，好不容易瞅着我胃口好些了，宝爸和宝奶奶铆足了劲儿给我大补特补。鸡鸭鱼肉什么的我从来都不怎么爱吃，不过现在为了胎宝宝会尽量多吃些以均衡营养，但绝对不会大补特补。其实胎儿会源源不断地吸取母体的营养，孕妈妈只要保持饮食营养均衡，按照平日里正常的饮食习惯即可满足胎儿的营养需要。与祖辈物质匮乏的时代相比，现在的孕妈妈存在营养不良的可能性极低，反倒出现很多因为过度补充营养或饮食不规律而导致胎儿过大、羊水过多、血糖高等现象。

当然，孕期饮食上讲究些总是不错的，菜式丰富、少吃多餐都是不错的选择。除了水果，还有孕妇奶粉、孕妇钙片等也重新加入或已列入我的饮食行列。对于这些针对孕妇开发出来的众多种类的营养品，我个人观点是可吃可不吃，因为平时饮食中的营养足够母体和胎儿所需，营养品能被吸收多少及它的实际作用有多大还无法具体考量。

　　和防辐射孕妇装一样，孕妇奶粉也越来越受到孕妈妈的欢迎。目前市场上专门为孕妈们准备的孕妇奶粉琳琅满目，它在牛奶的基础上，添加孕期所需要的营养成分，包括叶酸、铁质、钙质、DHA等营养素。和普通牛奶一样，孕妇奶粉可以选择早晚各一杯。早餐时喝一杯牛奶能够补充一天所需热能的25％～30％，晚上临睡前喝一杯则有助于提高睡眠质量，同时有利于牛奶营养的充分吸收和消化。

　　孕吐期偏爱酸奶的习惯一直被我延续了下来，午餐后喝一瓶酸奶成为习惯。酸奶中含有大量的乳酸、醋酸等有机酸，它们不仅赋予了酸奶清爽的酸味，增进食欲，还能帮助它形成细嫩的凝乳，从而抑制有害微生物的繁殖。另外，便秘的孕妈妈不妨也考虑下酸奶，因为它能使肠道的碱性降低，酸性增加，促进胃肠蠕动和消化液的分泌。

　　对于有些医生根据所学理论知识，生硬地根据孕周给孕妈妈开出不同的营养素，宝妈我基本都说NO。包括后来宝宝出生后医生开的钙剂我也没给宝宝喝，浓稠带着异味的钙剂自己都喝不下去，滴在衣服上洗都洗不掉，权衡利弊之后，宝妈我果断放弃。当然，此举并非鼓励孕妈妈拒绝所有营养素，有些孕妈妈情况比较特殊，可以多了解下自身情况及过来人的经验，听从医嘱。

宠物，忍痛说拜拜！

现在许多家庭中养有宠物，吃饭后遛遛，看电视抱着，甚至有的人带着宠物一起睡觉。宝妈我在宝姥姥家养了一条狗，叫犬犬，却不是宠物狗，具体什么品种我也叫不上来。犬犬是宝舅舅从乡亲那里抱过来的，看着犬犬从拳头大一点长到半人高，感情自是不必说了。

可是自从怀了宝宝，除了人以外的所有动物，包括犬犬，都被宝爸从我身边赶走了，因为宝爸担心犬犬及其他动物身上带有弓形虫。弓形虫病是由刚地弓形虫寄生而引起的一种传染病。猫科动物是弓形虫的最终宿主，其他所有哺乳动物和鸟类都可以传染弓形虫成为中间宿主。弓形虫病主要传播途径是消化道传播，例如，食用未完全煮熟的肉，接触动物及其粪便后未洗手就进餐。人类感染弓形虫后，因为人体自身的免疫力，一般都可自愈。但因为弓形虫可通过胎盘传给胎儿，所以孕妇被传染弓形虫病的后果非常严重。如

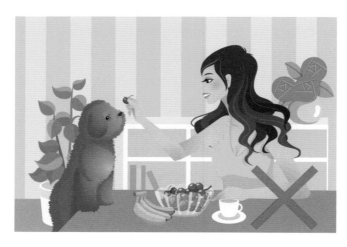

我的怀孕40周 MY FORTY WEEKS OF PREGNANCY

果在怀孕前 3 个月内感染弓形虫病毒，则可能直接导致流产、死胎或胎儿畸形；如果在怀孕中期感染弓形虫病毒，则可能引发死胎、早产或胎儿严重的脑、眼等部位疾病。

虽然现在也有观点说弓形虫病与宠物关系不大，但宝爸的观点是，"宁可信其有，不可信其无"，宝妈我尽可能远离可能接触到的家禽及宠物，连宝姥爷的八哥也被扫出了我可能出现的任何场所。毕竟除了弓形虫病，宠物还可能导致过敏及抓伤、咬伤等情况。

对宠物过敏主要体现为过敏性鼻炎、过敏性结膜炎、过敏性哮喘及特异性湿疹等，由于宠物的皮屑沾有动物分泌的过敏原，人与之接触就可能出现过敏反应。另外，被健康的宠物抓咬虽然并不会传染疾病，但伤口可能会被细菌入侵，所以对宠物的尖喙、利爪应该格外小心。万一被疯狗咬伤，应立即注射狂犬疫苗，否则可能感染上病毒导致死亡。

所以，为了胎宝宝，宝妈我本着预防任何潜在危险的可能，直接结束了拥有宠物的生活。

绒毛检查须谨慎

绒毛检查也称"绒毛穿刺""绒毛膜细胞检查"，是近些年发展起来的一项新的产前诊断技术。它利用一根细长的塑料管或金属管，在超声波的引导下，通过孕妇的子宫口，沿子宫壁插入，或通过腹部穿刺，穿过子宫肌肉到达胎盘，吸取少量绒毛进行细胞培养、分子遗传学或生化遗传学检查、染色体诊断或基因诊断。

怀孕 6 ~ 12 周，胚泡周围布满绒毛，是进行绒毛细胞检查的最佳时间。绒毛检查主要用于了解胎宝宝的染色体病和性别，准确率很高，目前在国内逐步推广。通过绒毛细胞检查，判断胎儿是否患有染色体疾病或基因缺陷，比如重型地中海贫血、唐氏综合征、18-三体等，这比羊膜腔穿刺检查的时间要早，因而意义也大了许多。

从目前来说，医学上建议做绒毛细胞检查的人群有以下 4 类：一是之前生过染色体异常儿的孕妈妈，二是有某些遗传病家族史的孕妈妈，三是夫妇一方有染色体平衡异位者，四是有多次流产、死胎史的孕妈妈。

凡事有利有弊，因为绒毛检查时间较早、胚胎相对较小，因此该检查存在导致流产及胎儿肢体残缺的风险。同时，绒毛细胞检查引发胎儿后期的发育不良的概率也挺高，目前确定的发育不良有先天性肾积水、先天性心脏病、先天性肠道畸形等。这些不良症状往往要到孕中期大排畸的时候才会被超声检查发现，再加上绒毛手术医院与常规产检医院往往不一致，因此很难跟踪及厘清责任，这对孕妈妈及其家庭都是重大打击。

因此，非必要情况，宝妈不建议孕妈妈做绒毛检查，尤其是单纯为了鉴定胎儿性别。

第12周　头脑清醒的日子太好了

好吧，从得知自己怀孕开始，便一直处于头晕恶心的疲倦状态，也没时间好好补习下孕养知识。到本周时，宝妈我孕吐基本结束，迷糊的大脑终于清晰了，感觉就像高度近视的人终于找到了自己的眼镜，世界为之一清。

本周胎盘真正形成，胎儿多种器官基本形成，外生殖器官也已经分化，可以分辨胎儿性别。有时胎宝宝肾脏产生的尿将被排泄到羊水里，不过胎儿的尿是无毒的哦，它也会跟随体液正常交换而排出。

糟了，感冒了！

感冒是很常见的事情，但对于孕妈妈来说影响就不一样了。

宝妈我很少感冒，却经常会突然猛打喷嚏、流鼻涕不止，几分钟后又安然无恙。周围人说我是奇葩，但正是这奇葩让我整个孕期没有大感冒，偶尔的头晕鼻塞，喝点开水、休息好就基本好转了。而我一闺蜜在孕中晚期感冒后一直不见好转，拖了一个月还是去医院开了中药回来，吃了一周后其他症状消失，只是一直咳嗽，怎么也治不好。连续咳了近一个月，最后孩子早产了。早产原因我没细问，但肯定与感冒有一定关联。好在她宝宝健康平安，早产几乎没有对她和宝宝造成什么影响，以至于我都怀疑她是不是算错了预产期。

药物对于胎儿存在一定影响，孕期应尽量避免服用药物，所以孕妈妈要格外注意身体。一旦感冒应尽快控制感染，排除病毒。胎儿在孕妈妈排卵两周后开始发育中枢神经，此时病毒可通过胎盘进入胎儿体内，可能造成胎儿先天性心脏病、兔唇、脑积水及胎儿畸形等。如果孕妈妈感冒且高热不退，可能因代谢紊乱产生毒素刺激子宫收缩，从而导致流产。

孕妈妈轻度感冒可冲服些板蓝根冲剂，多喝开水，多休息，同时注重维生素 C 的补充；严重感冒及发热时，孕妈妈应多采用物理降温结合中药治疗，尽量避免对孕妇及胎儿有明显不良影响如阿司匹林之类的药物。因此孕妈妈感冒时最好去医院诊治，不可自行用药。

孕期孕妈妈尽量少去公众场所，少接触感冒患者，加强营养与休息，避免感冒。

怀孕是很普通的事情，切忌太娇气

生命的孕育及诞生固然神奇神圣，但总的来说，怀孕是一个女性完整一生中的正常阶段，虽然十分重要，但也没必要大惊小怪。宝妈我很支持周围人对孕妈妈的照顾，但这并不意味着孕妈妈就可以毫无原则、娇气任性，一切以自己为中心了。

宝妈我毕业后一个人背着包来到浙江这个城市，遇到了在这里上大学工作的宝爸。两个人都是独立自主的人，怀孕也没影响我正常的工作及生活。虽然宝爸尽可能照顾我的起居生活，但他经常出差，那会没有一个亲人来照顾我。为此宝奶奶、宝爷爷一次次让我辞职回家休养，宝爸也被劝说之后过来做我的思想工作，结果都以失败告终。

对于坚持自力更生，宝妈也没觉得多自豪，整体上是比上不足，比下有余。刚刚孕吐那会儿，吐又吐不出来，整个人浑身无力，瘫在床上，宝爸不了解实情，还觉得我娇气。相比不少人孕期整个休假或者干脆离职，宝妈我坚持到产假。生活方面，几乎所有的事我都坚持自己做，除了衣服交给宝爸洗，因为洗衣服得蹲着洗，而且正值冬天，水很凉，宝妈我要避免长蹲及寒冷刺激可能诱发流产。

按照锻炼需求，妊娠后不宜长期卧床休息。正常情况下，孕妈妈不妨坚持一般日常工作及家务劳动，只要不觉得累，一般不会影响胎儿成长，反而有利于规律生活，不可借怀孕而恃宠而娇。情绪上，妊娠反应会导致孕妈妈烦躁不安，怀孕也会加重孕妈妈心理压力，但孕妈妈也不可因此随意发脾气，迁怒周围人。孕早期孕妈妈情绪太紧张，易生唇腭裂宝宝，因此，孕妈妈要学会自我调节，妥善规律安排生活作息，保持心情愉快，通过自身美好影响胎宝宝。

宝宝，我是你的第一任教师

本周已经可以听到胎宝宝的胎心，且开始有胎动，但此时胎宝宝活动并不强烈，孕妈妈暂时还不能感觉到胎动。但这并不妨碍孕妈妈进行胎教，毕竟胎教是一个长期的过程。

我们夸奖一个人总会说"天才""天资聪颖"等，这里的天资，就是上天给予一个人的资本，包括智力、性格、体魄等。遗传基因在母体卵子受精那刻已基本形成，而后天的影响除了以后宝宝自身的学习，还有一点，就是胎宝宝在妈妈肚子里被动接受的教育，也就是胎教。

生活当中，孕妈妈的言行举止都是胎教的一部分，当然也包括我们最常用的"子宫对话"胎教法。简单来说，就是隔着肚皮与胎儿对话，这也是宝爸最爱做的事情之一。不要觉得隔着肚皮与胎儿说话是件难以下手的事情，也不必拘泥于说话的内容与语气，只要用"爱"来与腹中胎儿沟通，经常跟胎宝宝说说话，就能刺激胎儿脑部发育，帮助胎宝宝成长。

胎宝宝在孕妈妈的肚子里就已经会看、会听、会用肌肤感知很多事物，虽然目前没有证据可以证明胎儿能理解母亲的想法与感情，但通过超声波检查，可以明确感受到母亲的心跳会传达给胎儿。为此，宝妈我很自豪自己是宝宝的第一任老师，也积极规范自己的言行，加强自身文化修养的提升。

以往宝妈都是看文学作品，艺术类作品较少接触。事实上，孕妈妈可尽量多欣赏艺术作品，如参观工艺美术展览、历史文物展览、美术展览等。西方的人体艺术往往高度融合了人的内在美和形体美，能让人产生对完美的人与自由的生命的渴望。宝妈我特别喜欢看油画中的圣母和她周围那些可爱的小天使，胖乎乎的太可爱了。文艺复兴时期的圣母像以圣母的博爱恬静吸引着人们，孕妈妈看了也能体会到为人母的幸福和满足。

爸爸小记三月特别篇

老婆大人只管养胎，其他的都交给我！

不知不觉间，宝宝已经在老婆大人肚子里3个月了。虽然老婆大人肚子没有丝毫变化，甚至比之前更瘦更平，但我却一天天感受着作为父亲的喜悦与期待。而相反，老婆大人除了刚开始那时的兴奋，后面的日子过得异常艰难。

之前从来都不知道怀孕原来是件那么辛苦的事情，看着宝妈因孕吐而日渐消瘦的身板，我都恨不得代替她怀孕。我也查阅了相关资料，医学上虽然有男人用腹腔代替女人子宫怀孕的试验构想，但实际操作起来却是困难重重。腹腔无法像子宫那样随着胎儿成长而收缩，更不用提最后剖腹产的风险了，那直接是要人命的事情。

这个月的孕检显示老婆是低位胎盘，医生强烈建议老婆大人卧床休息半个月。老婆是要强自立的人，仍然坚持工作，对于老婆大人的坚持，我没有太多反驳，只是尽可能地去照顾她。

受丈母娘大人的影响，老婆大人总是要求家里整齐干净，看不得一丝凌乱。这对只求洁净不求整齐的我来说，无疑是种巨大的考验。看着我包揽了所有家务却又总不令她完全满意，老婆总是在懊恼中过意不去，执意要承担一部分，甚至想把丈母娘接过来小住。

对此，我异常坚定地拒绝了，家务我会努力去做好，丈母娘还得在家照顾老丈人和小侄子。所以，老婆大人只管安心养胎，一切有我呢！

孕3月 孕妈妈和胎宝宝正式对话

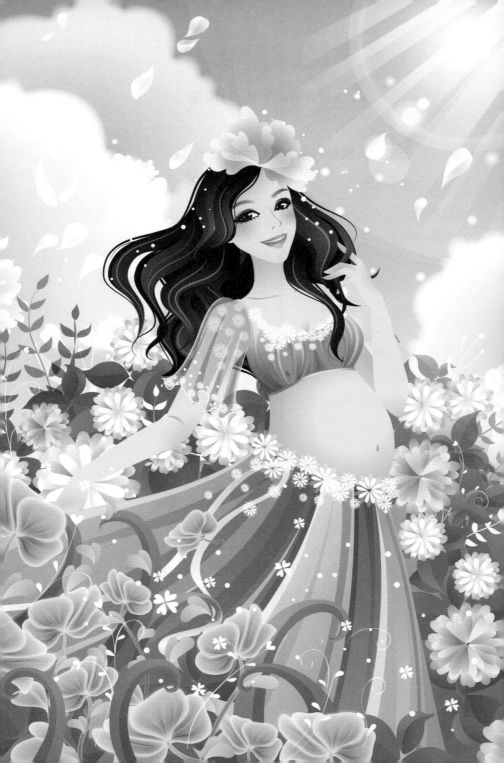

孕 **4** 月 胎动，孕妈妈身体里有两颗跳动的心

第13周 妈妈胃口大好，体重开始回升

终于熬过了潜在危险重重的孕早期，从本周开始，宝妈我就进入了孕中期。本月胎宝宝胎长达 10～18cm，胎重会达到 40～160 克。胎宝宝的头渐渐伸直，脸部具备人的轮廓与外形，胎毛和头发也开始长出，下颌骨、面颊骨及鼻梁骨等开始形成，耳郭伸长，听觉器官基本完善，对声音刺激开始有反应。

与此同时，胎宝宝肌肉和骨骼也在继续发育，手和脚稍微能活动；脊柱、肝肾都不断成形并发挥功能，皮肤一改之前的透明状逐渐变厚。进入孕中期，胎宝宝看上去更像一个漂亮完整的娃娃了。

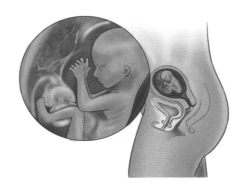

胎动——我和你，心连心

现在胎宝宝的身体在迅速成熟，腹部与宝妈我联结的脐带也开始形成，能够进行营养与代谢废物的交换。由于脐带的形成，宝妈我觉得我与胎宝宝之间又多了份牵挂，这不仅仅是成长上的需要，更多的是一种情感上的固化。

目前胎宝宝力气还小，所以孕妈妈还感觉不到明显的胎动，不少孕妈妈反映此阶段的胎动如同喝饮料后肠胃蠕动的感觉。宝妈我感受到的胎宝宝的第一次胎动是早上 8 时 42 分，大过年的，人躺在床上迷迷糊糊，却猛地被那微弱而又确实发生过的胎动给惊醒了，急忙看时间，记录下来之后却怎么也等不来第二次胎动。

胎动，我抚摸着肚皮无限感慨，3 个多月了，宝宝终于给我回应了，此时宝妈我心里尽是感动。3 个月了，短短的 3 个月对宝妈我来说却是漫长的，从知道怀孕的那刻开始，每天我都在想象着宝宝的样子，无数次勾画宝宝的喜怒哀乐。忐忑、高兴、焦虑、紧张、低落等各种情绪从来没有这段时间这么集中出现过。

胎动，有了第一次胎动之后，它就成为宝妈我和胎宝宝最直接的沟通方式。没事轻戳肚皮与胎宝宝碰碰，或者在肚皮上放置几张白纸，看小家伙将纸张踢落，这些都为枯燥的孕期带来了无穷的乐趣。

孩子他爸，我会注意饮食的

这个月胎盘已形成，所以胎儿流产的可能性降低很多。但同时因为胎宝宝的迅速生长，孕妈妈必须要补充足够的营养来满足胎宝宝的需要。

结束了孕吐，宝妈我不仅心情大好，胃口也大好大开。在浙江的两年，宝妈我也基本习惯了清淡寡味的浙系菜，只是偶尔怀念九省通衢的湖北的菜式。湖北菜没有，为了安慰我，迎合我的胃口，宝爸偶尔会放任我吃个酸辣粉什么的。"酸儿辣女"，虽然是没有科学的传言，但看我吃完酸辣粉他就忍不住小小郁闷下，到底他宝宝是儿是女呢？但绝大多数情况下，宝爸对我爱吃街边小吃的行为非常反感，为宝宝着想，我也努力克制。

营养，因为胎宝宝成长的需要，这个词已经排到了宝妈我日常生活的首位。对于这点，宝妈我的观点是，保持从食物中摄取营养，不挑食，正常进餐。这个阶段胎宝宝发育所需营养是多方面的，孕妈妈挑食、嗜食或乱用药都有可能造成胎儿所需营养缺乏，这样一来就有可能导致胎宝宝神经系统发育不良、兔唇、先天性心脏病等。同时，胎宝宝开始生成成人血红蛋白，所以孕妈妈不好的饮食习惯也会对胎儿血液系统有较大的影响。

孕期很多孕妈妈会大量地吃水果，但需要注意的是，水果不能代替饭食，因此要在保证正餐的基础上再吃水果，每天食用量最好不要超过 800 克。多吃水果并非如孕妈妈所想象的那样增加营养且不发胖，还能让胎宝宝皮肤白皙。要知道水果中 90％是水分，同时含有大量极易被人体吸收的各种糖分，其中果糖和葡萄糖不仅可以转化为中性脂肪，促使体重快速增加，还可能导致高脂血症，不利于母体和胎儿健康成长。

经过一周的不懈努力，本周宝妈我的体重总算没有再次下跌，高兴的是还长了 500 克。第一次，我觉得增肥也是件幸福的事情。

第14周　孕妇的待遇：处处被照顾

度过了危险的前3个月，终于可以公布自己怀孕的消息了。公司里不是刚毕业或毕业不久的小年轻，就是孩子已经上小学的宝爸宝妈，作为公司里唯一的孕妇，顷刻间所有人都格外照顾我。尤其是本部门的几个人，复印、外出接送、吃饭等方面，都无微不至地呵护宝妈我。感动死了。

本月孕妈妈护理要点

到了本月，大多数孕妈妈早孕反应自然消失，孕妈妈身体和心情舒爽多了。早孕反应虽然消失，但孕妈妈该有的身体变化却同之前一样在不断加深。

　　本月孕妈妈阴道分泌的白带会增多，正常情况下应是白色、稀薄、无异味。如果分泌量过多而且颜色、性状有异常，那孕妈妈就要及时就医了；增大的子宫继续压迫膀胱，因此孕妈妈尿频尿急现象依然存在，不过尿频情况较之前有所减少；随着子宫的增大，孕妈妈的腹部也逐渐隆起，外在形态看上去已有孕妇模样；乳房增大且乳周发黑，乳晕更为清晰，乳头已经可以挤出一些乳汁了，形态就像刚分娩后分泌出的初乳。

　　从本月开始，日渐隆起的腹部将会给孕妈妈的日常生活带来不少不便，所以孕妈妈要特别注意保护腹部。睡眠方面，孕妈妈每天要保证 8 ～ 9 小时的睡眠时间，中午至少休息半小时；睡眠姿势以左侧卧位为最佳，这样可以减少胎宝宝脐带绕颈的现象；睡觉时用枕头把脚垫高，可帮助血液循环，同时注意盖好腹部，以防受凉。服装衣着方面也要尽量松软、宽大，避免穿紧束文胸及衣裤；孕期部分孕妈妈脚会略有增大，所以穿的鞋子大小要适宜，同时注意防滑，尽量避免穿硬底的高跟鞋和皮鞋。

　　不少孕妈妈自从怀孕之后就彻底"宅"在家里，其实这不利于胎儿及母体健康成长，孕妈妈进行适当的户外运动是非常有必要的，宅在家里的孕妈妈要注意保持居住卧室的空气流通。即使冬天，孕妈妈也要避免长时间坐在阳光下进行日光浴，皮肤在日光紫外线的照射下虽然可以促进钙质吸收和骨骼生长，但过分日光浴会导致不少皮肤问题，比如色素斑点加深或增多、晒伤或晒斑等等。同理，夏天使用电风扇吹风时，尽量使用低挡吹风，而且避免直接对着孕妈妈吹和长时间使用电风扇；空调也要注意通风，避免长时间使用，孕妈妈可以选择早晚出去散步透气。

进入孕期，很多孕妈妈都出现牙龈出血的现象，因此，孕妈妈最好使用软毛小牙刷，避免给敏感的口腔造成伤害。同时，孕妈妈还需谨慎用药，注意口腔卫生，并注意采取适当的保健措施。

便秘怎么办？

熬夜、压力、精细的粮食等等给现代人的肠胃消化带来了很多负担，于是便秘成了很多人的苦恼。而便秘在孕期特别容易发生，便次太少或排便不畅，粪便干，严重者长达 2～4 天才会排便一次。这就给孕妈妈又添加了压力：便秘是不是意味着营养不能被宝宝吸收？便秘导致毒素无法排出，这些毒素对胎宝宝影响有多大？

孕期孕妈妈受到黄体素的影响，肠道蠕动和腹壁肌肉收缩都会受其影响相对弱化，同时因为逐渐增大的子宫压迫直肠，从而导致了便秘的产生。据宝妈我的经验，压力是便秘的首要祸因。就是平时，宝妈我一旦压力大就会便秘，压力解除则恢复正常。反倒是孕期备受照顾没有什么压力，因而肠道非常通顺。

便秘虽然不是什么大毛病，但是患便秘的孕妈妈，或肠胃胀气没有食欲，加剧了肠道功能失调；而长期便秘会导致体内代谢物堆积无法排出，如果代谢物因为无法排出而被反复吸收，则有可能诱发孕妈妈中毒，不利于孕妈妈和胎宝宝的健康成长。

　　孕妈妈既然知道了便秘的原因及危害，那么孕妈妈就要对症调整，注意饮食习惯、生活方式和心理调整，防止便秘问题。

　　第一，宝妈要解决压力问题。孕妈妈不要给自己压力，要知道天大地大孕妇最大。能解决的问题尽快解决，解决不了的就干脆不要想了，放松思想，给肠道减负。第二，不要熬夜，保持规律的作息时间。充足的睡眠不仅能使人保持好心情，也能使人体得到休息，有利于肠道功能的正常运行。第三，养成规律的上卫生间习惯。不管有没有便意，坚持每天按时（最好在晨起时）上卫生间，长期下来会改善便秘现象。第四，注意饮食均衡。孕妈妈不要因为怀孕考虑胎宝宝营养需要而净吃精粮肉食，多吃含纤维素多的食物有利于缓解便秘，同时也要尽量少吃辣椒等刺激性食物。宝妈我就比较喜欢喝酸奶，因为它能刺激大肠蠕动，软化粪便，所以孕妈妈也不妨考虑下乳酪、牛奶和酸奶等。第五，坚持每天晨起时空腹喝杯水，这也是刺激肠管蠕动、促进排便的好方法。另外，孕妈妈还应该坚持做些活动，比如散步或做广播体操等。考虑自身情况，进行轻微的活动，有利于增加肠道蠕动，促进排便。

　　若这些还不能解决便秘问题，那么可在医生指导下酌情采用缓泻剂，注意不是泻剂，因为泻剂可能导致流产或早产。

自从胎宝宝以胎动给了宝妈我回应，和胎宝宝一起做运动成了我每天的必修课。孕期坚持进行适当运动对孕妈妈和胎宝宝可都是好处多多。适当运动不仅可以使孕妈妈身心舒畅，身体健康，还能增进肌肉活动的协调性，帮助顺利分娩。同时，胎宝宝与孕妈妈血脉相连、息息相关，孕妈妈适当地运动，母体血液循环增强，可以增加对胎宝宝氧气和营养的供给，促进胎宝宝大脑和身体的发育。

生命，在于运动

生命不息，运动不止。可是我是极其缺乏运动的那种人，再加上先天不足，所以就是普通的逛街宝妈我也坚持不下来。读大学的时期，宝妈我花20分钟从寝室走到教室，再休息20分钟才能缓过来听老师讲课。后来逼

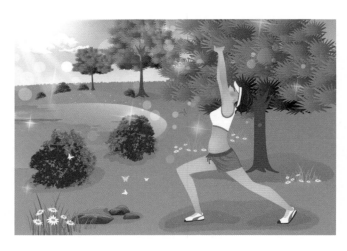

着自己学会骑自行车才解决了这个问题。

　　扯了那么多，其实就想说明一个观点，那就是孕妈妈要适当参加锻炼。因为参加锻炼可以通过肌肉的收缩运动，增强腹肌的收缩力量，能有效防止因腹壁松弛造成的胎位不正或难产。同时，由于坚持运动和锻炼，可以增强孕妈妈腹肌、腰背肌和骨盆肌肉的力量及弹性，从而能缩短分娩时间，防止容易发生的产道撕裂伤和产后出血现象。

　　那么哪些运动对于孕妈妈来说是合适的呢？除了日常散步和做广播体操（跳跃运动不能做）外，孕妈妈还可以做些力所能及的健美操。不要认为孕期体重增加、身体笨重都是理所当然无所谓的事情哦，孕妈妈在孕期坚持做健美操，不仅能使孕妈妈保持美丽的皮肤和结实的臀部，还可以让孕妈妈产后尽快恢复窈窕身材呢。总的来说，每天30分钟的适当运动是安全而且健康的，包括散步、游泳、健身器械中的动感单车、盆骨倾斜锻炼、孕妇体操以及专门为准妈妈开设的瑜伽课程。

　　同时，孕期保持良好的姿势对孕妈妈来说也是非常必要的哦。姿势很简单：挺直背部，缩紧臀部站直，就这样——胎宝宝受孕妈妈大腿、臀部和腹部肌肉的共同支撑，如此一来，孕妈妈和胎宝宝都有安全感。重要的是，坚持这类肌肉锻炼，美好身材产后很快就能恢复，而且这样的姿势还有助于孕妈妈消化，真是一举多得哦！

　　宝妈我的体质比较特殊，唯一坚持的运动是散步，每天晚饭后出去溜达一小时。其他孕妈妈可以根据自身条件选择适合自己的运动，也可以让宝爸们去网上找些视频或图解过来，孕妈妈模仿练习并坚持下去。

宝宝，走，妈妈带你去约会

由于宝妈我是朋友及同事中早婚早育的一类，所以怀孕后跟周围人聊的话题也不同了很多。但是这并不影响周围人对我的照顾，更不会影响宝妈我自己的乐趣。

上班一切正常，不过下班后宝妈就自由了，不会跟以前一样总在办公室加班和学习。为了好玩特地空着肚子，和部门几个同事去当地草莓园里玩闹了半天，一小篮子草莓出来时估计有小半篮子已经下了肚，结果当晚就闹起了肚子，好在问题不大。之后每次出去基本都很少吃了，都是一篮子葡萄、桃子、枇杷或橘子回来，而且很多都是免费的，因为当地很多人都去做生意，田地里的果树多年无人问津，都是自生自灭的。

没事的时候，宝妈就在网上找了两个当地的孕妈妈QQ群，有什么问题在里面海侃，时不时挑着节日一大帮人还一起出去约会聚餐。宝爸于是成了专职接送司机，他出差了我只好自己开车过去，但更多时间都是蹭同事的车去，然后打车回来。

对于我的这些业余生活，宝爸是虽不反对，但也不支持。嗯，宝妈我绝对是故意的，因为宝爸除了必要的理我外，一天到晚都是低头看手机，基本忽视我的存在。作为独立自主的女性，宝妈我绝对不困在宝爸的小圈子里，就算怀孕，宝妈我依然要多姿多彩。

宝妈我开心，胎宝宝也就开心了，母子俩开心了，宝爸也就无话可说了。每次大家聚在一起，准妈妈们互相聊着孕期的事情，摸摸彼此的大肚子，感受下别家胎宝宝的胎动,那也是件美事。胎宝宝也似乎很喜欢这样的方式,或许他/她也在用他们独特的方式进行着思想交流。最重要的是,每次一群大肚婆集体出现,那绝对是一道亮丽的风景线,哈哈,太有视觉效果了。

宝妈我的观点是,孕妈妈不要觉得自己怀有身孕就处在弱者的地位,处处需要别人照顾,去哪都要人陪,不然就给自己添堵。因为那完全没必要,除了妊娠反应严重阶段,其他时间孕妈妈行动能力不受限制,思想也不会受到影响,何必示弱于人呢?

所以,孕妈妈不要将自己局限在小圈子里,孕期的很多压力也可以采取这种方式来排解。比如去健身房参加专门孕妇瑜伽,周末去美术馆看画展,也可以去听音乐会、看温和的电影,约一两个朋友吃吃牛排、喝喝茶、聊聊天,再不行,也可以去公园看别的小朋友玩耍,想象自己宝宝以后欢笑的样子,那也是件很快乐的事情哦。

第16周 第三次孕检,宝宝终于有自己的档案啦

又到了孕检时间,本次孕检血压 90/60mmHg,体重 49.5kg,宫高 15cm,腹围 70cm,胎心 157 次/分。这次宝妈我听取过来人经验,直接奔赴区妇幼保健院,并且将本次和下次孕检的项目打印出来,方便根据实际情况及时调整检查项目,减少等待时间。不过现在设备也越发发达了,很多医院添置了终端一体机,集预约挂号、存取转账、项目查询、化验单打印等诸多功能于一体,非常方便。

建档，宝宝成为社会一分子啦

关于建档，有的地方和医院选择在胎宝宝3个月时，有的则在4个月时。宝妈我则属于没有经验，到医院认真听从医生建议的一类人。平时到医院都要挂号排队半天，这次去医生直接给宝宝建档，以后直接拿着档案小册子就可以了，一系列的检查报告都在一个册子里，简单方便。

建档时除了身份证一般不需要带什么资料，有些地方需要带户口本、结婚证等。孕妈妈可以在第一次孕检时向医生咨询具体需要带的资料，外来务工人员有些要携带暂住证。因为建档和户口没有关系，所以没有限制。一般都建议孕妈妈建档选择以后孩子上户口的当地妇幼保健站，因为孩子出生后会在当地妇幼站注射各种疫苗。

对于建档，宝妈我个人意见是以孕期最方便检查为主，毕竟孕期前后那么多次检查，没必要为某项不十分必要的因素去增添孕期的麻烦，毕竟怀孕本身和孕检都是很辛苦的事情。而且，建档和孕妈妈选择在哪家医院没有关系。真有什么大问题拿着档案小册子直接换医院即可，即使档案册子存放建档医院也没关系，可以去取回来。至于上户口及疫苗情况，其实孕妈妈大可放心，因为现在医院在孩子生下来之后都会统一上传至当地妇幼保健院，信息也会按照户口分发到所在乡镇计生办和卫生院。我宝宝刚出生不久，当地乡镇医院就派医生到家探望。当然，目前浙江这边是这种情况，其他地区需咨询医院及当地计生办政策。

我的怀孕40周 MY FORTY WEEKS OF PREGNANCY

唐氏筛查，早期排畸莫忽视

唐氏筛查跟之前讲到的绒毛穿刺检查性质差不多，不过相比绒毛穿刺，唐氏筛查因其安全而被普遍推广。唐氏筛查最佳时间是在孕 15 ～ 20 周，至于抽血前是否空腹，不同的医院和医生有不同的要求。

宝妈我唐氏筛查结果如下：标记物 AFP（AFP：甲胎蛋白）结果 52.25U/ml、校正 MoM（MoM 值是一个比值，即孕妇体内标志物检测值除以相同孕周正常孕妇的中位数值，该值为 MoM）1.27；β－hCG（β－hCG：人类绒毛膜性腺激素）结果 31.99ng/ml、校正 MoM2.04；uE3 结果 3.95nmol/L、校正 MoM0.90。这些数值宝妈我完全不懂，也没纠结着去查资料，因为风险计算项目（21－三体综合征——低风险/风险值 1：2200；18－三体综合征——低风险/风险值 1：100 000；NTD——低风险）告诉我检查结果为低风险。

总的来说，唐氏筛查通过经济、简便和无创伤的检测方法，发现怀有某些先天缺陷儿的高危孕妇，以便进一步明确诊断，从而最大限度减少异常胎儿的出生率。唐氏筛查时，医生会抽取孕妈妈的血清进行检测，通过检测母体血清中甲型胎儿蛋白、绒毛膜促性腺激素和游离雌三醇的浓度，并结合孕妇的预产期、体重、年龄、体重和采血时的孕周等，计算生出先天缺陷胎儿的危险系数。

唐氏筛查可分为孕早期（怀孕第 9 ～ 13 周）和孕中期（怀孕第 14 ～ 21 周＋6 天）两次筛查，无论早中期，孕妈妈一般都可以在抽血后一周内拿到筛查结果。如果检测

孕 4 月　胎动，孕妈妈身体里有两颗跳动的心

结果显示为高危，孕妈妈则需要进一步通过绒毛活检（早期）或羊水穿刺（中期），进行胎儿染色体核型分析检查，进一步明确诊断。目前，唐氏筛查可筛检出60％～70％的唐氏征患儿，对优生优育及家庭长远影响有着非常重要的意义。

唐氏儿智力严重低下，生活完全不能自理，并且携带多系统并发症，终生无法治愈，由此会给家庭带来沉重的精神压力和经济负担。因此，宝妈我十分赞成孕妈妈进行唐氏筛查。同时，孕妈妈还要坚持做其他各项孕期检查，准确了解胎宝宝的发育状况。

当然，孕妈妈检测结果为高危也没必要惊慌，因为检查结果为"高危"并不代表胎宝宝一定是唐氏儿。"高危"只能说明胎宝宝患唐氏征的概率高于1/270，因此需要在孕的16～20周采取羊膜穿刺来确诊。通过羊膜穿刺术抽取羊水，来培养胎儿脱落在羊水中的细胞，从而检验细胞的染色体（检验胎儿的21染色体）。目前，细胞检验染色体准确率100％，培养胎宝宝脱落在羊水中的细胞的成功率98％，但羊膜穿刺伴随着一定风险，可能会造成孕妈妈感染、羊水泄漏、流产（可能性为0.1％）。

唐氏综合征目前还没有行之有效的治疗办法，如果胎宝宝确诊为唐氏儿，出于综合长远考虑，长痛不如短痛，孕妈妈最好采取终止妊娠。

爸爸小记四月特别篇：

只要你们娘俩开心，做什么我都愿意

这个月对我们来说有着特殊意义，因为我们不仅感受到了胎宝宝的胎动、听到了胎宝宝的心跳，而且宝宝自己也有了属于自己的第一份个人档案，也算是得到了社会的正式认可。

老婆大人也越来越有"孕味"了，肚子虽然稍显，但体态和步伐却是孕味十足。重要的是老婆大人心态也完全转变，言谈举止中都散发着母性的光辉。

老婆大人虽然性格偏内向，却不是个安分的主。没事喜欢折腾房间布置，挪挪床柜、换换房间软装。不让她折腾这些大幅度的事务，她就抱着十字绣绣，一低头就是几个小时。没几天又买了几幅数字油画回来一个人坐在那儿画，坐累了侧趴着画，趴累了躺着画，结果桌上、床上多了些零星点点的颜料渍。连续画了3个礼拜，老婆大人的大作作为装饰画出现在了床头。老婆大人，那伤眼伤脖子伤腰的活咱们别干了，行吗？咱看看电视、看看书，行不？

家里折腾完了，老婆大人又开始往外跑，郊游、聚餐、采摘，我也成了专职司机，有时老婆大人甚至不通知我，自己开车跟人约会去了。对于老婆大人这种完全不考虑别人感受的做法，我十分无奈，你们娘俩在外我很担心的好不好？不过看着老婆大人这个月神采奕奕，我也就释然了。

只要你们娘俩开心，我做什么都愿意！

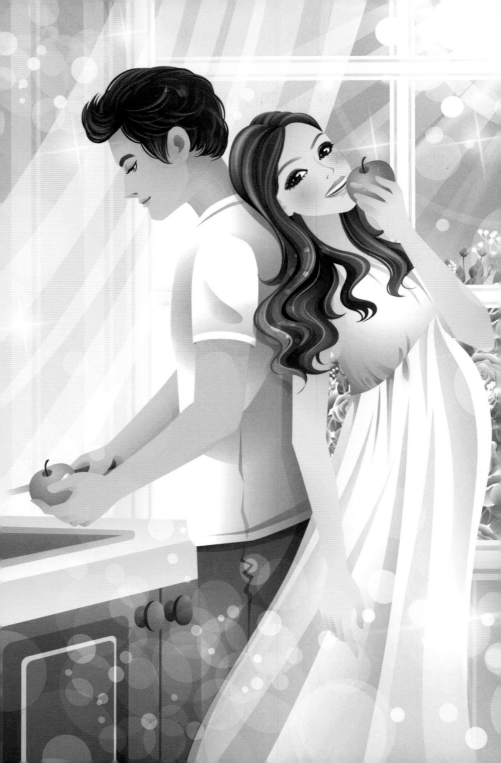

孕**5**月　妈妈别哭，我会是健康的！

第17周　特级初榨橄榄油，预防妊娠纹

本月胎宝宝胎长 18 ～ 25cm，胎重 160 ～ 300 克，差不多有洋葱大小；胎宝宝头部比例有所变化，只占全身长的 1/3；此时胎宝宝耳朵的入口张开，听力已经形成，就像一个小小窃听者，会好奇于外界的声音；牙床开始形成；头发、眉毛都已发育齐备；手指脚趾长出指甲，胎宝宝还会用口舔尝吸吮拇指；胎宝宝皮下脂肪开始沉积，皮肤变成半透明的红色，但皮下血管仍清晰可见；骨骼和肌肉也越来越结实；生殖器已清晰可见，由此不少孕妈妈会因各种原因想方设法在本月去求证胎儿性别。

这个月开始，胎宝宝能够吞咽羊水，肾脏也已经能够制造尿液，感觉器官开始按照区域迅速发展，胎宝宝越来越具备正常人的功能了；本月胎宝宝能够活动关节，胎宝宝像橡胶一样的软骨开始硬化为骨骼。你知道吗？据说出生时，宝宝共有 300 块骨头，这包括骨骼和软骨的总数。

随着宝宝的成长，一些骨头会变硬并融合到一起，长到成人时只剩下我们熟知的 206 块。

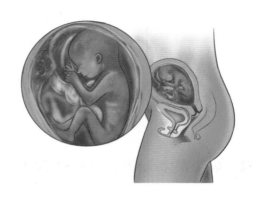

预防妊娠纹，动动手指轻松搞定

本月宝妈我的腹部已经显现出来了，周围人开始叫我"大肚婆"，而宝妈我也欣然接受了这个称呼。对于日益增大的肚皮，宝妈我开始只觉得是必然事件而没有往心里去，直到去医院孕检时看到不少孕妈妈那让我震撼的或深或浅的"西瓜纹"肚皮。

实在无法想象自己白花花、光溜溜的肚皮变成布满黑色西瓜纹，就算以后会淡化，但还是会影响整个皮肤的美观。当然，并不是每一位孕妈妈都会长妊娠纹，受个人体质、遗传基因、孕期体重增加的程度等因素的影响，每个孕妈妈的情况都会有所不同。但宝妈我本着防患于未然的心理，从怀孕第 3 个月开始，坚持往肚皮上抹特级初榨橄榄油，然后做腹部按摩，预防妊娠纹的生成。

由于胎宝宝的生长，孕妈妈肚皮被快速撑大，此时孕妈妈肚皮上的真皮层中的胶原蛋白及弹力蛋白无法负荷一下子被撑大的肚皮，而引起纤维断裂，使得皮肤凹陷、挤压毛细血管，在皮肤表面形成伤痕状的条纹，也就是妊娠纹。除腹部外，包括胸部、大腿、背部及臀部都有可能产生妊娠纹。南方地区因为湿热，可能会导致孕妈妈产生如皮疹、瘙痒等其他皮肤并发症。

妊娠纹产后并不会消失，只会淡化。所以，孕妈妈在怀孕初期适度地使用橄榄油或除纹霜，能在一定程度上预防妊娠纹的产生。另外，孕妈妈还可以尝试通过体重的控制、避免肚皮被过分撑大来减缓妊娠纹的产生。

不幸的是，宝妈我坚持了 4 个月，看到肚皮上完全没有妊娠纹，于是就放松了警惕，断断续续地抹着，结果下腹被隆起腹部挡住视线的地方，平时也基本没做那么大范围的按摩，直接长了几条妊娠纹，后来虽然淡化了，但怎么努力都没办法完全去掉。

所以孕妈妈一定要坚持抹橄榄油并做腹部按摩，宝妈我个人觉得效果还是不错的，实惠方便，没必要去搜罗各种祛斑神器。特级初榨橄榄油网上都能买到，实在弄不到也可以用食用油代替。孕妈妈也不用担心会造成油腻，只要使用不过量，按摩过程中油会被皮肤吸收。

总而言之，预防和减少妊娠纹主要有三个途径：一是注意运动，增加身体和皮肤柔韧性，同时利于体重控制；二是控制孕期体重增长速度，尽量少吃高脂肪、高糖分的食物，避免体重迅速增长；三是皮肤的按摩，也就是宝妈

孕 5 月　妈妈别哭，我会是健康的！

我坚持做的事情啦。至于预防妊娠纹的护肤产品，使用这些产品的效果目前没有得到充分肯定，孕妈妈挑选时要注意不能含有害化学成分、激素和刺激性材料，否则有可能对母体和胎宝宝产生不良影响。

孕五月"心动"关键词：胎心＋胎动

本月，宝妈我整个人身心都进入了稳定期，身体和心理都已经完全接受了"妈妈"这个角色。除了日常护理及生活起居，我也极力关注宝宝的动静——心跳与胎动。

"嘭嗵嘭嗵……"我终于听到宝宝的心跳了！胎宝宝的心跳通过听诊器传达出很快的钟摆一样的心跳声，那强有力的心跳声一下下冲击着我的心跳，一时间让我手足无措。每次胎心监护，宝妈我总会仔细关注仪器上的心跳值。孕妈妈也可以自备一个家用胎心监测器，方便经常在家关注胎宝宝心跳情况。

胎宝宝正常胎心跳动为每分钟 120 ～ 160 次，听上去应当是规则的、无间隙的。如果正好碰到胎动，那么胎心会略有增快。需要注意的是，如果每分钟胎心跳动超过 160 次或少于 120 次，或心跳不规则、时快时慢、跳跳停停、中间有间隙等都属于不正常现象。这种情况下，孕妈妈可以过段时间再听，如果仍然不正常，应到医院检查。

除此之外，还有道听途说的判断方法：在 120 ～ 160 这个区域内，心跳数值越大，则说明胎宝宝是男孩的概率大，反之，数值越低，则说明是女孩的概率大。天知道宝妈我多想要件贴心小棉袄啊，每次看到橱柜里花花绿绿的裙子我就格外心动。

孕期 18 ~ 20 周时，孕妈妈自己可以感觉到胎动活跃，这是胎宝宝情况良好的表现。到本月末时，孕妈妈通过腹壁能触及胎儿肢体及浮球感胎头，用宝爸的话说就是"非常有存在感"。自从胎宝宝开始有胎动之后，在医生的建议下，数胎动也成了我的乐趣之一。开始时还会每天早、中、晚固定时间各数 1 小时，后来只能坚持数一次了，时间固定在每晚 8 ~ 9 时。本月胎动的位置比较靠近肚脐，胎动像鱼在水里吐泡泡，类似于胀气、肠胃蠕动或饿肚子的感觉。

监测胎动是这个月的重要工作，如果胎宝宝每小时胎动次数多于 3 次，则说明胎宝宝情况良好。孕妈妈也可以将早、中、晚 3 次胎动次数加起来乘以 4，计算出 12 小时的胎动次数。一般情况下，如果 12 小时胎宝宝胎动达 30 次以上，说明胎儿情况良好，如果少于 20 次或晚上 1 小时的胎动数少于 3 次，或胎儿活动强度有明显改变，这说明胎儿可能有异常，孕妈妈要加以警惕。如果 12 小时胎动数少于 10 次或者晚上 1 小时内无胎动，表明胎儿在子宫内有可能缺氧，应及时去医院检查，否则可导致胎儿死亡。缺氧初期，胎宝宝会因缺氧而烦躁不安和挣扎，此时胎宝宝胎动不会减少反而会有所增加。因此，如果胎宝宝胎动突然变得异常频繁，超过 40 次，也应该及时去医院检查。

补与吃的节奏，你把握好了吗？

到本月，孕妈妈食欲改善，胃口大开，胎宝宝也变成了大胃王，需要很多营养。

本月胎宝宝骨骼系统发育成熟，因此这段时间孕妈妈需要补充维生素 D 和钙来帮助胎宝宝的骨骼生长。宝妈我从怀孕第 4 个月开始吃钙片，整个孕期很少出现小腿抽筋的情况，钙片服用也一直持续到宝宝断奶。与此相关，由于体内激素水平增高，孕妈妈唾液中含酸量提高，加上胎宝宝从母体摄取钙质，这些都会加剧孕妈妈牙齿受损，所以孕妈妈平时应该注意口腔卫生，保护牙齿。如果出现蛀牙或其他牙科疾病，孕妈妈应该及时就医。

同时，因为胎宝宝靠母体血液供应而生长，如果孕妈妈自身铁质不足，则母体血液中的铁会供不应求，很容易因此造成母体贫血，严重时也会影响胎宝宝健康。因此，孕妈妈最好检查下身体是否贫血，如果存在贫血现象，则需要考虑高铁饮食进行补充，如动物的血、肝、瘦肉，重者可服含铁制剂。

正因为考虑胎宝宝的生长需要，所以不少孕妈妈本着多补充营养的原则，饮食上很可能忽视了节制。加上本月孕妈妈腹部隆起更加明显，体重问题往往被忽略，因此很容易造成孕妈妈过胖。而怀孕后体重增加过快并不是什么好事，这些增加的体重有可能都是长在孕妈妈身上了。孕妈妈太胖，可能会导致孕期糖尿病、高血压等，同时孕妈妈过胖不利于自然分娩和产后身材恢复。

所以，虽然需要考虑营养问题，但孕妈妈此时也应该控制体重，一个月增加 1 千克为佳。宝妈我也不主张多吃有营养的食物，但一定要少吃油腻的，避免发胖。通常，如果平时饮食荤素搭配合理，营养一般不会有什么问题。

但是反过来，如果孕妈妈担心发胖或胎宝宝过大而特意限制饮食，则有可能造成营养不足，严重的甚至患贫血或影响胎儿的生长发育。

第18周 原来孕妇装也可以这么漂亮

此时，十月孕期过半，孕妈妈大都完全适应了"准妈妈"的角色。虽然身体逐渐笨重，但孕妈妈也能轻松应付日常工作和生活中的问题，对孩子也格外关注起来。

宝妈我以前觉着孩子哭闹心，现在看到有孩子哭却心疼得不得了，要知道孩子哭总是有原因的。路上看到孩子总会多看几眼，看到亲友的孩子就忍不住逗着玩。整个人的变化用宝爸的话说就是：因为母爱，所以慈爱。

咦，孕期问题这么多?

因为进入稳定期，不少孕妈妈心理也跟着起了变化。认为自己的身体很稳定，一般不会出什么问题，可以松一口气了。有些孕妈妈抱着侥幸心理，认为只要母体和胎宝宝都没什么问题，不一定非要去医院定时体检。然而，孕中期虽然相对风险较小，孕妈妈身心状况也都较平稳，但也不可过于放松对身体的注意，孕中期情况稳定并不一定就意味着一定平安无事。随着胎儿一天天长大，孕妈妈所面临的心脏、肾脏、肝脏等重要脏器的负担会越来越重，也可能会出现异常现象，如妊娠高血压综合征、贫血等。特别是原本就有这些疾病的孕妈妈，更容易发生意外。

孕5月 妈妈别哭，我会是健康的!

本月子宫在腹腔内慢慢增大，对膀胱的刺激症状也逐渐减轻，所以孕妈妈之前苦恼的尿频现象基本消失。此时孕妈妈子宫底高度在耻骨联合上缘的15～18cm处，从下周开始，孕妈妈的子宫底每周会升高1厘米。臀部也因脂肪的增多而显得浑圆，孕妈妈由此外形上显得丰满起来。

乳房比以前膨胀得更为显著，有些孕妈妈还能挤出透明、黏稠、颜色像水又微白的液体。随着乳房的胀大，孕妈妈会发现左右乳头之间的距离也会逐渐变宽，双乳开始向腋下扩展并下垂。周围的皮肤缺乏弹性和张力，双乳的外侧还有可能出现少量的妊娠纹。乳头很干燥，乳头有时内陷。对于孕期乳房护理，孕妈妈必须每天穿戴文胸以给乳房提供良好的支撑；同时可以涂抹天然护肤油，既保护皮肤又减小摩擦力；每天睡觉用手轻柔地按摩乳房，促进乳腺发育，为以后哺乳做准备；部分孕妈妈因为怕刺激乳头会引起子宫收缩，所以一直忽视乳头清洁导致乳头上结垢很多，因此孕妈妈洗澡时要注意清洗乳头，先用温热的湿毛巾湿敷，等污垢软化后再拿沐浴液清洗。内陷乳头可以用中指和示指按压乳头两侧，用另一只手向外牵拉乳头，孕妈妈坚持到胎宝宝出生基本会有效果。有些孕妈妈可能会出现乳房肿胀或疼痛，这时可以采取热敷、按摩等方式来缓解。

色素沉着也是不少孕妈妈害怕的事情。有的孕妈妈脸部、颈部等部位会出现一些色斑，也就是我们常说的"孕斑"，这都是由皮肤深处的色素沉着所致，而阳光的照射会使色斑加重。所以户外活动时，孕妈妈要尽量使用遮阳工具。

我的怀孕40周 MY FORTY WEEKS OF PREGNANCY

大多数孕妈妈身上某些部位会出现黑色素沉着，如乳头周围的乳晕、外阴部和脸部雀斑会变得更为明显，腹部中央的皮肤上，出现一条深色线，从肚脐延伸到外阴。偷偷告诉亲们一个江湖传说哦，据说腹部的这条线一路笔直下来，则怀男宝宝的概率大很多；反之，如果出现断开、弯曲等非笔直现象，那么孕妈妈怀的则可能是贴心小棉袄。

色素沉着，其实孕妈妈也不用太担心，虽然这些部位的色素沉着在胎儿出生后可能还要维持一段时间，但肤色会逐渐变浅，恢复到孕前的状态。宝妈我腋窝内侧左右各冒出一个黑痣般的点，脸上雀斑颜色也逐渐加深，最要命的是孕晚期脖子上出现几条黑线，看上去就像汗水泥渍没洗干净，一度让我担忧不已。

怀孕后，体内激素的变化会促使头发的生长速度加快，头发也显得比以前多且有光泽。但也有可能会使油性发质变得更油，干性的发质变得更干脆且加剧掉发。因此，孕妈妈洗发水的选择要留心，最好选择温和、适合自己的洗发水和护发素；能坚持最好每天都洗头，孕妈妈可以根据自己的情况考虑易洗易干的短发，毕竟吹风机辐射较大，能少用最好少用。宝妈我开始还能坚持洗护自己留了多年的长发，但随着肚子越来越大，洗头难度也越来越大，又不想老跑理发店，最后咬咬牙终于剪了个干净利落的短发。另外，孕妈妈可以多吃芝麻、核桃、瘦肉和新鲜水果等，不仅有利于头发的健康生长，其中所含的钙、锌、铜和维生素C等，也符合此时胎宝宝的生长发育需要。

此外，由于内分泌的变化，孕妈妈的指甲长得很快，但是质地很脆易折断。脚部负担也随之加重，肿胀、干燥及疼痛现象也随之而来。因此孕妈妈对手和脚部的护理也要重视起来。不留长指甲、剪短指甲、不涂指甲油；做家务时，为避免直接接触洗涤用品，孕妈妈最好戴上防护的塑胶手套；气候干燥时要经常涂抹护手霜。脚部清洁时，水温不宜过高，40℃为宜；准爸爸要注意帮孕妈妈做脚部按摩，以画圈方式从上往下按摩；必要时涂抹保湿类型的足底护理霜。

阴道炎症不会因为怀孕而忽视对孕妈妈的袭击。异常白带、出血、阴道有脱出物、阴部瘙痒、外阴部出现肿块、性交痛、下腹疼痛等，这些都是阴道炎症的表现。因此，孕妈妈应勤换洗、勤晾晒内衣，勤换床上用品，少吃辛辣刺激食物。患阴道炎、宫颈炎、盆腔炎时，孕妈妈应去医院就诊，在医生指导下口服消炎药、中成药等。

胎宝宝发育迟缓

本月胎宝宝生长发育迅速，快速增大的子宫可能会对孕妈妈的健康产生一定影响。同时，这个月孕妈妈要特别留意胎宝宝的发育情况，防止胎儿发育迟缓。

胎儿宫内发育迟缓，是指胎儿出生体重低于同胎龄平均体重的第 10 个百分位或两个标准差。如果胎龄已达 37 周，新生儿体重低于 2.5 千克，也称为胎儿宫内发育不良。孕妈妈可以在怀孕第 28 周后每周测量宫高，如果连续两次小于正常的第 10 百分位数，或孕妈妈体重连续三次没有任何增长，那么可能存在胎宝宝宫内生长迟缓。另外，倘若孕期营养不良，合并有妊高征、多胎、羊水过多、孕期出血、肾病、心肺疾病、糖尿病或感染等，过去有先天畸形或胎儿宫内生长迟缓分娩史等病史的孕妈妈，存在胎儿宫内发育迟缓的概率也会高很多。

胎儿宫内发育迟缓给人的第一个印象是胎儿出生后体重轻，因此很多人就会认为，宝宝生下来小一点轻一点没关系，只要后天好好喂养就会长胖长好。其实，这种观点是片面的。

胎儿宫内发育迟缓分为营养不良型和发育不全型。营养不良型的致病因素一般从妊娠中期及以后开始影响胎宝宝，如妊高征、多胎妊娠等。这种情况在妊娠早孕时，胚胎的发育是正常的。所以，新生儿的外表虽然表现出营养不良，体重也明显低于正常的同孕龄新生儿，但头围、身高等均正常。这类宝宝只要后天注意调理、注意营养补充，身体发育就可以达到正常范围。而另一种情况，发育不全型的致病因素，在妊娠早期就作用于胚胎，对胚胎造成损伤，从而影响胎儿的生长发育。发育不全型的新生儿，其体重、身高及头围等的发育是匀称的，但明显低于相同胎龄正常新生儿应有的均值。需要注意的是，发育不全型患儿的先天畸形的发生率高，常有染色体数目或结构的异常，有的可能危及生命。

知道了什么是胎儿宫内发育迟缓，除了去医院，孕妈妈还可以和宝爸一起，在家进行自我监测。监测的主要方法有两种，较简便的方法是称重法，标准是孕晚期孕妈妈体重每周增长约 0.5kg，如果孕妈妈所穿衣物没有明显改变，而体重增长缓慢或停滞，则应怀疑有宫内发育迟缓的可能。第二种方法为宫高测量法，孕妈妈平躺在床上，宝爸用软皮尺测量从耻骨联合上缘中点至子宫底的高度，并将测得高度绘于宫高图（又称妊娠图，一般孕妇手册中附有宫高图）上，每周一次。如果连续 2 ～ 3 次均位于曲线下，则怀疑为胎儿宫内生长迟缓。如果孕妈妈自测怀疑为宫内发育迟缓后，应到医院作进一步确诊。

就目前而言，导致胎儿发育迟缓的可能因素主要包括 3 个方面：

一是孕妈妈因素。胎宝宝体重受孕妈妈的遗传因素影响较大，与孕妈妈孕前体重、妊娠时年龄以及胎产次相关。孕妈妈妊娠时过重或过轻，吸烟、酗酒等不良嗜好，孕期营养不良，长期低氧血症或氧转运能力低下及各种慢性血管疾病，都可能会影响子宫及胎盘血流及功能，导致胎儿营养不良，影响胎儿生长发育。

二是胎儿因素。胎宝宝患有遗传性疾病或染色体病史，胎儿宫内发育迟缓出现时间较早。细菌或病毒等病原微生物感染时，如胎儿风疹病毒、巨细胞病毒、单纯疱疹病毒、弓形虫、梅毒螺旋体等可导致胎儿宫内发育迟缓。双胎及多胎妊娠也可导致胎儿宫内发育迟缓。

三是胎盘和脐带因素。胎盘梗死、炎症、功能不全，脐带过长、过细、打结、扭曲等都会不利于胎宝宝获得营养，从而导致胎儿宫内发育迟缓。

确诊胎宝宝发育迟缓后，孕妈妈还需通过 B 超等方法排除胎儿畸形，再针对病因进行治疗，补充营养，并禁烟、戒酒；注意卧床休息，采取左侧卧位，并可配合药物的应用，使宫体松弛，血管扩张，以利于改善胎盘血液供应。定期进行胎心电子监护、B超检查及胎儿胎盘功能检测等，有助于及时发现胎儿宫内缺氧，适时分娩。

孕妇装，做个时尚美丽孕妈妈

胎宝宝5个月了，孕妈妈的大肚子已经很明显了，应注意腹部的保温，并防止腹部松弛，最好使用束腹、腹带或腹部防护套承托腹部。看着日渐粗大明显的身形，孕妈妈是不是一次次被提醒要穿粗大宽松的衣服呢？这个时候，孕妇装就派上用场了。

刚刚怀孕的时候，宝妈我就在想，只要买些比平时大一两个尺码的衣服就可以把整个孕程对付过去了，但事实上没那么简单。孕妈妈的穿着和怀孕前有很大区别，衣物不仅仅是宽松就可以的，还要更加利于排汗，面料也要避免刺激皮肤。在怀孕中后期，孕妇装的好处就进一步显现出来了，能一定程度上承托腹部，减轻肩部、背部的压力，因此，选择孕妇装是确有必要的。

简而言之，孕妇装是指女性在怀孕时穿的衣服。一般从怀孕4个月开始，随着小腹日渐隆起，孕妈妈就可以考虑换上专门为孕妇设计的孕妇装了。选择孕妇装，首先不能妨碍胎儿的发育，宽大舒适、透气性好、吸汗力强、防暑保暖与穿脱方便，结合孕妈妈自己的穿衣风格喜好，以全棉质地为首选，注重实用，可以兼顾哺乳。

现在的孕妇装可谓是种类繁多，款式新颖，时尚大方。

设计师根据不同的场合和孕妈妈风格喜好，将孕妇装分为以下款式：上班服、居家休闲服、宴会服。上班服简洁明快，居家休闲服舒适实用，宴会服优雅利落，让"大肚婆"照样时尚美丽。不过，孕妇装的选择讲究多，可不能简单追求款式漂亮，得从多方面综合考虑。

首先，质地以天然面料为宜。天然面料包括棉、麻、真丝等，而以全棉最为常见。孕妈妈的皮肤敏感且易出汗，尤其是贴身衣物，面料不当可能导致过敏，严重的还可能影响到胎儿的健康。孕妇装质地以轻柔、耐洗、吸水、透气为原则，同时考虑到孕妈妈经常换洗的需要，最好选择好洗和耐洗的衣物。

其次，款式需留出余量。尺码宽大、宽松舒适、不会勒紧腹部是孕妇装的最基本要求。胸腹部、袖口宽松，会使孕妈妈感到舒适；上衣开前襟、上下身分开，方便笨重的孕妈妈穿脱。放远眼光，为孕晚期的体态留些空间也是选择孕妇装需要考虑的。

再次，兼顾细节和实用。孕妇装不仅仅是怀孕时穿的服装，一般孕妈妈都会穿到小宝宝出生以后，甚至直到彻底恢复原来的体形才会更换。此时，孕妇装还要考虑兼顾哺乳功能。选择那些具有哺乳功能的文胸、内衣及 T 恤，会给孕妈妈带来极大的方便，避免了传统哺乳的尴尬。另外考虑到生完宝宝后还可以穿着的小细节，比如可伸缩的腰带、可脱卸的部分等也非常重要。

此外，除了腹部承托，具有良好的胸部承托功能同样重要。孕妈妈怀孕期间乳房增大，重量增加，下围加大，没有恰当的支持与包裹会导致乳房下垂，乳房内的纤维组织被破坏后很难再恢复。因此，选择尺码合适的文胸非常重要：穿戴时乳房既没有压迫感，也不会感到大而无当。

如今的孕妈妈们和宝妈我一样，大多是上班族，对孕妇装的要求也越来越高，因此孕妇装设计有针对性地满足了这一特殊群体的需求。除了腰身肥大之外，孕妇装的花色、款式丝毫不逊于时装，为孕妈妈增添了一份别样的美丽。

第19周 第四次孕检：及早发现缺陷儿

血压 100/60mmHg，体重 52.3kg，宫高 19cm，腹围 78cm，胎心 157 次 / 分。从本月开始，孕妈妈每 4 周要进行一次产检。除了常规检查项目外，有时还需要进行一些特别的检查项目，以便及早发现缺陷儿。因为孕吐严重及胎位低等，宝妈我之前去医院的次数比较多。所幸宝妈我是乐天派，孕期的这些问题我也没什么压力，直到本周孕检结果出来，宝妈我将近崩溃。

崩溃：胎宝宝是畸形儿?

本次孕检 B 超结果所见：胎位 RSA/ 双顶径 43mm/ 头围 169mm/ 股骨长 31mm/ 胎盘 0 级后壁厚 27mm/ 羊水最大深度 32mm/ 胎心见 / 胎儿口唇见 / 四肢见 / 颈部见 U 切迹 / 目前胎儿左右侧脑室区分别见 17mm×6mm、14mm×8mm 液性暗区（关于 B 超的项目和数据，请参见本书 164 页）。脐带绕颈一周宝妈我基本不担心，只要回去继续朝左睡就基本没有问题。但胎宝宝双侧脉络膜囊肿，医生说胎宝宝存在畸形可能，需要去更大的医院复查，必要时做羊水穿刺进行染色体基因检查。

尽管医生说过段时间可能会消失，但是从她的讲解和语气中可以看出，存在畸形儿的可能性很大。在医院宝妈我还能忍住，出了医院就再也控制不住了，眼泪怎么也止不住，怎么也接受不了这个事实。哭累了就睡，饭也不想吃，麻木地上班，机械地回家。宝奶奶宝外婆的安慰并没有减少我的忧虑，直到同事以身解说才让我从打击中逐渐缓过来。

同事当时检查出来也是双侧脉络膜囊肿，当时医生断定胎宝宝是畸形儿，之后跑遍了该市的几家大医院，结果都一样。同事最后不得已选择引产，结果引产出来的是健康的男婴。打了一场官司，自此医院将"断定"的检查结果改为"可能"。当时这件事对同事的打击有多大我能切身体会，坚强的她度过了那个痛苦期并再拥有了一个活泼可爱的儿子。

没有去复查，也没有去做本身有风险的羊水穿刺，而是预约了当地最好的三甲医院一个月后的孕检。宝妈我就等一个月后的结果，到时无论如何我也认了。目前与其担惊受怕，影响宝妈我和胎宝宝的正常生活，不如宽心等待再次孕检结果。

虽然如宝外婆所言，真如此早知道也是件好事，心理上宝妈我也做了最坏的打算，但是感情上宝妈我无法放弃，坚信我的孩子是健康的。查资料，问专家，宝爸也一刻不停地寻找关于双侧脉络膜囊肿的信息。宝宝表姑姑知道后邀请我去深圳复查，体贴得连费用都想好了。有亲友的关心是莫大的支持，宝妈我婉谢了宝宝表姑姑的好意，因为我坚信结果会好起来的。

脉络膜囊肿，其实不可怕

脉络膜囊肿，这几个字一时间成了宝妈我关注的关键词。

脉络膜囊肿属于神经上皮性囊肿，多形成于胎宝宝发育时期，由沿脉络膜裂形成原始脉络膜丛时发生障碍所致。目前认为起因是脉络膜内的神经上皮的皱褶导致，内含脑脊液和细胞碎片，可单发或多发，如阻塞脑脊液循环可造成脑室扩张。

脉络丛囊肿多发现于孕龄14～24周，通过超声检查可发现胎儿发育中的侧脑室脉络丛存在散在的、直径≥3mm的小囊肿。正常的胎宝宝也可能出现脉络丛囊肿，一般情况下，90％以上胎儿脉络丛囊肿会随着胎宝宝的发育而逐渐减小，在妊娠26周以后消退，仅少数呈进行性增大。孕妈妈如果检查出脉络丛囊肿时也不要慌张，可根据医生意见结合其他临床资料进一步进行羊膜腔穿刺羊水细胞培养或脐带穿刺取脐血培养，以排除18-三体、21-三体等染色体异常。

如果26周后脉络膜囊肿还不消退，而且是双侧的，则需进一步观察，到28周后复查超声，必要时终止妊娠。如果坚持将胎宝宝生下来，则需要在孩子生后做颅脑的检查及脐血细胞的染色体检查。如果26周后脉络膜囊肿能够逐渐消失，就不会出现压迫和脑压增高现象，胎宝宝出生后的智力或其他方面也不会因双侧脉络丛囊肿而受到影响。

第20周 要命的腰痛

十月怀胎对一个孕妈妈来说是件痛苦并幸福的事，尤其是当腹中宝宝一天天长大时，腰部的负重也越来越重了，由此孕期腰痛不断困扰孕妈妈。宝妈我从孕4月开始隐隐腰痛，到此时完全不堪重负。部门之间吃顿年夜饭三四个小时坐下来就扛不住了，完全竖直的木板椅背完全不能满足我的依靠需求，回来在出租车上疼得直叫唤，司机以为我要生了非常紧张。整个孕期乃至分娩后，腰痛也一直或轻或重地困扰着宝妈我。

孕期腰痛，找到原因好应付

孕妈妈腰痛一般发作于孕中期，但也不排除有孕妈妈孕早期就开始腰痛。孕早期的腰痛一般比较轻微，孕妈妈不需要过分紧张。由子宫后倾、压迫直肠和韧带，加上体内雌、孕激素分泌旺盛，孕妈妈骨盆腔内血液聚集、发生充血和淤血造成。到了孕中晚期，孕妈妈的体重持续增长，子宫逐渐增大，腰部也随之向前日益凸出，为了保持身体平衡，孕妈妈不得不将肩部和头部向后仰，而长期这种姿势会导致脊柱过度前凸、脊伸肌持续紧张从而造成腰背部过度疲劳，腰酸背痛由此就会频繁拜访孕妈妈。另外，孕妈妈体内会分泌一种使分娩时能让宝宝顺利通过产道的激素，而这种激素会造成连结骨盆的韧带松弛和肌肉松弛，使脊柱弯度加大，这也加剧了孕妈妈的腰酸背痛。腰酸背痛是孕期常见病症，轻者腰酸背痛，重者还伴有腿抽筋、坐骨神经痛等症状。此外，妊娠期间，胎宝宝发育需要充足的钙、磷等营养物质，孕妈妈如果日常饮食中摄入的营养物质不足，则会造成骨质软化脱钙，这也会引起腰痛。产褥期出血过多，或劳动过早、过累以及受凉等，也可造成腰痛。

　　腰痛不是大毛病，但是折磨起人来也够孕妈妈受的。一旦发生腰背痛应注意休息，避免长时间地站立和步行。宝妈我就一直饱受腰痛折磨，为此专门去收集缓解腰痛的方法。

　　睡姿。不少孕妈妈喜欢仰卧位的睡姿，这样一来，增大的子宫就会压在后方的主动脉上，影响子宫的供血量，并对各个器官产生不同程度的推移或挤压，无疑会加重腰痛。所以孕妈妈躺下时，不妨将双腿弯曲以支撑起骨盆，轻轻移动骨盆直到把腰部调整到自己认为比较舒适的位置，然后左侧躺卧。如此不但能减轻脏器对子宫的压迫，保证子宫和胎盘的血流量，减轻下肢静脉曲张，缓解腰部压力，还可以纠正子宫的右旋程度，改善孕中晚期胎位不正的问题。另外，孕妈妈要避免睡过软的床垫（棕榈床垫比较合适），现在网上还有专门针对性设计的孕妇枕（孕妇枕指孕妇专用的枕头，主要作用是帮助处于特殊时期的孕妇保护腰部、腹部、腿部）销售，这种孕妇枕也可一定程度上缓解腰痛。

　　站姿。大多数孕妈妈在站立时都习惯性将后背拱起，腹部往前挺，以此维持身体平衡，殊不知这种姿势反而会加重腰部负担。因此孕妈妈在站立时，应该要头平直抬起，保持

孕5月　妈妈别哭，我会是健康的！

腰杆挺直，舒展背部肌肉，双脚微微分开并指向同一方向，以使重力分布到大腿和腹部，减轻腰背部的负担。同时，孕妈妈应穿轻便的低跟软鞋行走，鞋跟不应超过3厘米。走路时应双眼平视前方，挺直脊柱，把身体重心放在脚跟上。

坐姿。孕妈妈坐椅子时要慢慢坐下去，由椅子边缘慢慢将身体的重心逐渐从脊柱调整到臀部，靠在椅子上，将整个臀部放在座位的中心。坐下来后，孕妈妈要保持肩部的挺直，髋关节与膝关节成直角，大腿呈水平放置。另外，孕妈妈也可以在腰部的位置上放一个软枕，增加腰部的承托力，或者把脚放在小凳上将两腿抬高。

按摩、热敷。按摩最好借助宝爸的帮忙，掌心向内，五指并拢，分别放在后腰椎部两侧，上下缓慢按揉，直到该部位发热为止。同时孕妈妈也可以做做局部热敷，每天用热毛巾敷在腰部半个小时左右，可以有效减轻疼痛。如果孕妈妈腰痛并不严重，可以自己在家做居家按摩操。

托腹带。进入怀孕中晚期后，孕妈妈可以考虑使用托腹带，从下腹部微微倾斜托起日益增大的腹部，帮助缓解腰部的压力。同时孕妈妈也可以从孕早期开始经常做散步等适当运动，以加强腰背部的柔韧度。

保暖。腰部受凉容易损伤肾气，引起腰痛，因此孕妈妈要做好腰部保暖措施，即便在夏天也要尽量少裸露腰部，睡觉时记得在肚子上盖条薄被。另外，孕妈妈一定要保护好自己的双足和双腿，寒由脚生，脚部受凉也会使肾部有不良反应，严重者会引起腰痛。

营养。均衡饮食，注意营养补充，多喝骨头汤，少吃高脂肪食品。补充维生素，在孕期，由于胎儿的快速发育，孕妈妈很容易缺乏各种营养及矿物质，从而引起腰痛。当腰痛伴有腿抽筋、坐骨神经痛时，除了补钙、补维生素 B_1 以外，还要及时咨询医生，寻求帮助。缺乏轻微者建议食补为主。

怀孕期间，孕妈妈还要避免提重物，需要弯腰取物时，要保持背部挺直，弯曲双腿，不可直接弯腰取物。拿到东西后先伸直双腿再拿起来，避免腰部弯曲用力。此外，适当控制体重的增长，避免胎宝宝过大或孕妈妈过于肥胖，从而减少脊柱及腰脊肌的负荷，这对于缓解腰痛也有一定效果。此时，孕妈妈不妨有意改善一些生活细节，有助于预防腰背痛。比如，使用长柄的拖把或扫帚，把你办公椅的高度调整到最舒适的位置，等等。

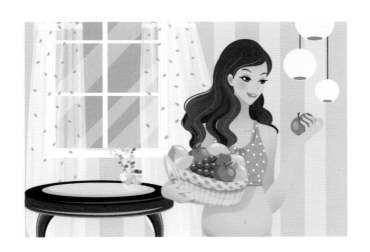

孕5月　妈妈别哭，我会是健康的！

胎教，应当坚持不懈

从本月开始，胎宝宝就开始有了听觉，能听到外界的声音，因此，听力也将是孕妈妈胎教内容的重要组成部分。当然，并不是说胎宝宝之前就不需要进行针对"听"的胎教，其实从怀孕开始，孕妈妈就可以与胎宝宝进行对话，也可以听听音乐，也就是之前提到的子宫对话胎教法。

孕妈妈经常将自己的思绪用"心灵沟通"的方式传达给胎儿，比如时常唱歌、与胎宝宝说话，让胎宝宝习惯宝妈和宝爸的声音。等到胎宝宝完全习惯了爸爸妈妈的声音后，胎宝宝就可以通过爸爸妈妈发出的声音，感受到父母的情绪与疼爱。从本月开始，孕妈妈也可以尝试让胎宝宝集中意识，教胎宝宝基本的单字、数数的方法、自然界的花草树木，等等，让胎宝宝时刻感受妈妈的交流，从而促进胎宝宝心智的发展。

胎宝宝可以听到的声音很多，如妈妈的心跳声、说话声、街上的吵闹声都能听到。但是胎宝宝最喜欢听优美柔和的声音，像爸爸妈妈温柔的话语、柔和动听的音乐。所以孕妈妈要多用爱去关爱胎宝宝，多思考、多学习、多与胎宝宝说说话，千万不要懒惰或经常性地闹情绪。否则，宝宝以后会有可能是一个怠惰、散漫、思考能力差、脾气暴躁的小孩哦！另外，孕期焦虑严重有损胎儿健康，因此保持心情愉悦是孕妈妈的长期必修课。

和现在低头族离不开手机一样，宝妈我每天早起第一件事和睡觉前最后一件事都是抚摸肚子，跟宝宝打招呼。

每晚都会仰卧在床上放松，双手轻轻抚摸腹部 10 分钟左右，给胎宝宝讲故事、念诗、唱歌、哼曲，也会讲一讲每天发生的小趣事。早上听轻音乐，晚上则听儿歌或者寓言小故事。

　　到本月，孕妈妈基本都可以感受到胎动了，宝妈我将无意中看到的"踢肚游戏"提上了胎教日程。胎宝宝开始踢孕妈妈肚子时，孕妈妈可轻轻拍打被踢的部位，然后等待胎宝宝第二次踢肚。通常 1 ～ 2 分钟后胎宝宝会再踢，这时再轻拍几下然后停下来。待宝宝再次踢肚的时候，孕妈妈可改换拍的部位，胎宝宝会向你改变的地方去踢，是不是很有意思？但应注意，孕妈妈改变拍打的位置不要离胎宝宝一开始踢的地方太远。这种游戏每天进行两次，每次可玩几分钟。据专家测定，经过这种胎教的胎宝宝出生后，学习站立和走路都会快些，动作也较灵敏，而且不爱啼哭。但是切记，有习惯性流产、早产史及早期宫缩的孕妈妈最好不要做这个踢肚游戏。

孕 5 月　妈妈别哭，我会是健康的！

爸爸小记五月特别篇

其实，我比你们更担心

从得知自己要做爸爸到现在，我一直都是幸福的，每天关注着老婆大人和宝宝的变化，期待宝宝的到来。双方父母不在身边，我也尽可能学着做家务，以求给你们娘俩尽可能多的照顾。累对我来说不算什么，最怕的是听到宝宝不好的消息。

当医生告知宝宝可能是畸形儿的时候，我的头脑一片空白，那一刻我甚至不如老婆大人坚强，还会仔细去咨询原因和治疗措施，为母则强，老婆大人的坚强一出医院就不再强装，但也没失控哭闹，而是静静地流泪。那时我心里也是说不出的难受，开始只是默默地开车，到最后直接停在路边过来抱着老婆大人抚拍安慰。

看着老婆最后哭累躺在床上睡着了，我才敢起身去收拾房间，准备晚饭。查资料，问专家，没有确切肯定的答复。宝爷爷宝奶奶盼孙子盼了很多年，得知消息后比我们还担心。一边照看老婆娘俩，一边安慰宝爷爷宝奶奶，头一次我感觉到作为家庭顶梁柱的重要性。好在老婆大人有宝外婆极有耐心的劝导，可即便如此，看着宝妈为了孩子近乎麻木而坚强地吃饭、睡觉，除了工作需要，多余的话一句也不说，我心里更担心，不知道宝妈能坚持多久，这样下去肯定不行。

老婆大人同事的开导，一改老婆的精神状态，看着日渐恢复的宝妈，我时刻紧绷的神经终于得到了少许放松。

上班、郊游、胎教、散步、按摩、休息，看着宝妈安排得有条不紊，宝爸我高悬的心也逐渐归位。老婆大人，任何问题，我都会和你一起面对！

还有宝宝，你也要加油哦，爸爸妈妈爱你！

孕5月　妈妈别哭，我会是健康的！

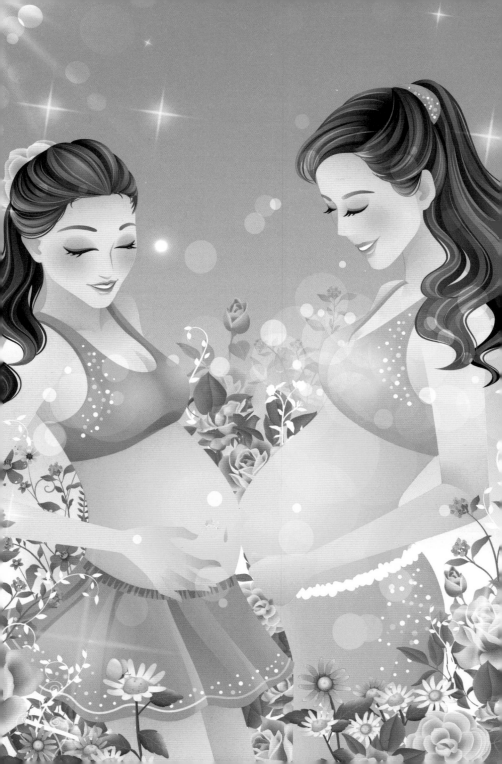

孕 *6* 月　什么都不要想，多方胎教齐上阵

第21周　度假，既是环境胎教，也是情绪胎教

　　本月胎宝宝胎长 25 ~ 28 厘米，胎重 300 ~ 800 克。本周，胎宝宝的眉毛和眼睑清晰可见，不过皮肤依然是皱巴巴的、红红的，活像个小老头。此时，胎宝宝恒牙的牙胚也开始发育了，手指和脚趾也开始长出小小的萌萌的指（趾）甲。

　　此时的子宫对胎宝宝来说就是个游泳池，胎宝宝可以在羊水中游泳，并时不时调皮地用脚踢踢子宫跟孕妈妈交流。本周胎宝宝已经能够听到声音了，孕妈妈可以多跟胎宝宝聊聊天。胎宝宝肺中的血管逐步形成，呼吸系统也在快速建立，积极地为即将出世做准备。胎宝宝此时已会不断吞咽，但还不能排便。胎宝宝身体的比例开始匀称，占据着孕妈妈子宫的绝对空间。

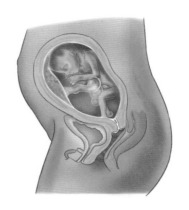

度假村，我们来啦！

以前宝妈我都会利用假期去附近的景点或城市旅游，自从怀了胎宝宝，宝妈我基本没有属于自己的旅游时间了。周末不是产检就是回宝宝爷爷奶奶家，要么就被宝爸爸勒令在家休息。因为上个月查出胎宝宝双侧脉络膜囊肿，整个家庭都进入高度紧张状态。于是原本安排的旅游计划全部搁置，直到随公司营销系统去了一趟寒山湖度假村，宝妈我的旅游模式改成了度假模式。

远离城市的山水之间，一栋栋湖边别墅悄然静立。临湖而建木质露天阳台上，荡着秋千看着大家或烧烤或娱乐，钓几尾鱼再丢回湖中。独特的农家野味、丰盛的全牛宴，无论是心情还是味蕾，宝妈我难得彻底满足了一把。度假村，蓝天青山碧水别墅，安静自然，清新轻松。果然，没有旅游的步履匆匆，度假不仅仅是环境胎教，更是让宝妈我们娘俩都开心的情绪胎教。于是，宝妈我又多了一项打发时间的活动——寻找特色度假场所，以后还可以带宝宝去亲子活动。

对于怀孕，过了开始的兴奋期之后，孕妈妈就会发现其实与平时无异。尤其是自己想做什么却被阻止时，心里一般比较郁闷，比如旅游。趁着还没有带孩子的苦恼，安排好行程，来次说走就走的旅游其实也是件很惬意的事情。其他方面孕妈妈和家人都会考虑得很妥帖，需要强调的是什么时间去旅行是安全的。一般来说，第18至24周之间最适合孕妈妈出游。因为孕妈妈及胎宝宝都进入相对稳定期，发生流产或早产的危险性较低。当然孕妈妈还要考虑自身的特殊情况，比如三胞胎孕妈妈需要经常做产前检查，基本上没有长时间旅游的时间。

孕妈妈，本月身体状况要知道

本月以后孕妈妈的睡眠很重要，充足的睡眠不仅能使孕妈妈保持愉悦心情，还可以促进胎宝宝的生长。孕妈妈不要喝含咖啡因的饮料，临睡前不要多喝水，可以喝杯牛奶，养成良好的睡眠习惯。孕妈妈要保证每天的睡眠不少于8小时，中午也要休息1～2小时。

本月孕妈妈子宫继续增大，子宫底已高达腹部，孕妈妈自己也能由此判断出增大的子宫。另外乳房也在继续增大，孕妈妈要及时更换大小合适的文胸。此时孕妈妈的乳腺功能发达，挤压时会流出带黏性的黄色稀薄乳汁。不少孕妈妈还会发现原来凹进去的肚脐不知道什么时候变平了，或者变得向外突出了。

孕6月　什么都不要想，多方胎教齐上阵

本月开始，孕妈妈的体重大约将以每周增加 250 克的速度迅速增长。与之同步的还有孕妈妈体形的迅速变化，腰部开始明显长粗，同时由于子宫增大和加重，腹部也随之向前日益凸出，为了保持身体平衡，孕妈妈不得不将肩部和头部向后仰，身体重心向前移，由此出现孕妇特有的状态。

腿部抽筋也可能困扰不少孕妈妈。针对这一情况，孕妈妈不妨每晚睡前用热水泡泡脚，让宝爸帮忙给小腿按按摩；坚持左侧卧位，不仅能供给胎儿较多的血液，还能有效缓解部分孕妈妈可能出现的腹痛；睡觉时可以将脚稍稍垫高些；伸懒腰时两脚不要伸直到底；注意下肢的保暖；多晒太阳，适当补钙。

预防妊娠纹对腹部进行保湿按摩，孕妈妈一定要坚持，日益撑大的腹部不仅会带来妊娠纹，还会导致肌肤干痒缺乏弹性，可能造成孕妈妈腹部皮肤瘙痒。此时涂抹一些保湿乳液轻轻按摩至吸收，能有效缓解孕妈妈腹部皮肤瘙痒。

不少孕妈妈会有后背发麻症状，不过大部分孕妈妈在产后都会康复。孕期后背发麻可以通过休息、锻炼等方法调适，如果这种症状持续存在，孕妈妈则需及时就医孕检，谨防先兆流产或其他专科疾病。

身体的变化、怀孕的压力、睡眠质量不好等可能会使孕妈妈头疼头晕。此时孕妈妈要放松心情，保证充足睡眠；室内要加强空气流通，保证湿度适宜；放宽心态，避免给自己过多压力，找好友聊聊天是个不错的选择。

长时间站着、坐着，都容易引起小腿疲劳，造成小腿水肿，同时导致腰痛。孕妈妈最好经常抬高脚、多放松；饮食上要节制喝水，少吃盐，多吃含维生素 B_1 的食物，如全麦粉、糙米、瘦肉等。

第22周 民以食为天，宝宝吃饭的问题先解决

孕期过半，胎宝宝出生物品也逐渐提上日程。偶尔逛逛街，挑两套可爱的婴儿装，经常上淘宝关注母婴频道，从尿布到奶粉，宝妈我乐此不疲地准备着胎宝宝的物品。当食品安全成为全民话题时，宝宝的每一件物品我都会细细研究，力求给宝宝最好的。如此一来，宝妈我又多了一项打发时间的活动，研究和购置宝宝物品。

奶粉，把握宝宝成长第一步

孕检过程中，宝妈我收到了不少厂家赠送的试用装奶粉及宣传册。医院门口的母婴店更是不遗余力地大肆宣传，时刻不忘充分挖掘来来往往的潜在的"大肚婆"客户。对于奶粉的选择，宝妈我很头疼，奶粉质量问题频发，网上随便一搜，除了商家店铺广告就是媒体的各类负面报道。虽然我坚信母乳是最好的，但现在谁也不能保证以后奶水是否充足。有备无患是我的一贯风格，为此包括奶粉、奶瓶和尿不湿在内，宝妈我狠狠地普及了下知识。

估计不少孕妈妈和宝妈我一样，之前了解奶粉的主要途径是电视广告，而对奶粉真正的了解却不多。怎样为新生儿选择一款合适奶粉呢？光看广告和包装是远远不够的。

因此，孕妈妈不妨多渠道了解下新生儿奶粉的选择标准，最好也听听周围宝妈们的现身说法。

孕妈妈选择奶粉时最关心的往往是营养问题，因此特别注意被强化的营养成分的配比。其实，目前市场上的新生儿配方奶粉中含有的营养成分都大致与母乳接近，因此孕妈妈不必过于纠结奶粉的营养成分。相反，有些厂家为了寻找卖点，在天然牛奶中添加了强化营养素，而这些营养素婴儿不一定能吸收，说不定会给宝宝带来负面影响。比如：强化的 AA 和益生元对宝宝作用不大；而添加过多的化学钙并不一定能被人体所吸收利用，反而会使粪便变得坚硬，导致便秘；添加了香兰素、奶香精等芳香物质的奶粉可以使味道香浓，但不能增加奶粉营养。

还有部分孕妈妈认为奶粉越贵越好，给婴儿买配方奶粉就要买贵的。其实奶粉的配方中的营养成分无非就是那些，同类产品的价格相差应该不多。因此有些奶粉制造企业会利用孕妈妈越贵越好的消费心态，故意炒作价格。说到价格，这里就不得不说价格偏高的进口奶粉了。因为进口奶粉要额外分担销售、运输、异地开发市场等费用和关税，因此价格会相对高于国产同类奶粉。但这丝毫不影响孕妈妈疯狂热爱进口奶粉，尤其以北欧和澳大利亚为奶源地的奶粉最受欢迎，因为奶源是一切质量的源头。有奶源的企业一般有自己的牧场，奶源在源头就进行了很好的质量把控和监督。而北欧和澳大利亚的优质无污染环境，显然更容易得到妈妈们的信赖。然而这并非说明进口奶粉一定优于国产奶粉。因为进口奶粉多根据西方人的体质特点设计，配方未达到本土化，未必适合中国宝宝的体质。

虽说进口奶粉未必适合中国宝宝，但是目前中国奶粉市场的潜力和现状吸引了世界各大奶粉巨头的青睐，因此不少企业推出针对中国宝宝设计的奶粉。撇开这些不说，对于知名的进口奶粉，宝妈我心理上还是比较容易接受些。因为在中国，山寨造假产品让人防不胜防，市场上更是出现了很多假进口奶粉。因此，孕妈妈购买前，最好查一下该公司的背景和实力。一般而言，真正的国际大品牌，会因为不同国家和地区的销售需要建立有不同语言种类的国际网站的，至少会有中英文和品牌所在国家的语言网站，查看该奶粉在原产国和其他海外区域的市场份额及口碑。此外，同样的原料经过不同的生产工艺，制造出来的产品可能完全不同，其中还得考虑企业老板的个人素养和道德观念。毫无疑问，发达国家生产管理严谨，研发和生产不只是在技术上领先，更重要的是职业素质和法律约束上的领先。

因此，奶粉选择又多了很重要的一点，即辨别真假奶粉，孕妈妈可从以下细节把控。①试手感：真奶粉质地细腻；假奶粉由于掺有绵白糖、葡萄糖等成分，颗粒较粗。②看颜色：真奶粉呈天然乳黄色；假奶粉呈较白或漂白色，细看有结晶和光泽。③闻气味：真奶粉有牛奶特有的乳香味；假奶粉乳香甚微，甚至没有乳香味。④尝味道：真奶粉细腻发黏粘牙，溶解较快，且无甜味（加糖奶粉除外）；假奶粉放入口中很快溶解，不粘牙，甜味浓。⑤看溶解速度：用冷开水冲时，真奶粉需经搅拌才能溶解；而假奶粉不经搅拌即能自动溶解或发生沉淀。用热开水冲时，真奶粉形成悬漂物上浮，搅拌之初会粘住调羹匙；掺假奶粉溶解迅速，没有天然乳汁的香味和颜色。

最后，宝妈我弱弱地说一句：很多孕妈妈喜欢听从医生的介绍选择奶粉，这点宝妈我不太赞同。虽然国家明令禁止在医院不得推销奶粉，但不排除仍然有医生会受利益驱使向妈妈们推荐奶粉。奶粉问题事关宝宝健康成长，孕妈妈一定要慎重。

奶瓶，你选对了吗？

奶瓶是每个新生宝宝的必备用品，孕妈妈不要以为等到宝宝出生再买也可以，因为除了吃奶，宝宝还要喝水。所以提前为宝宝准备好奶瓶是非常必要的，不要等到宝宝出生了临时匆忙随意购买。那么究竟该如何选择奶瓶呢？孕妈妈可以从奶瓶材质、奶瓶口径和容量及奶嘴 3 个方面综合考虑。

首先是奶瓶材质。现在含双酚 A 的奶瓶已经禁止销售，目前市面上主要有玻璃瓶、塑胶奶瓶、硅胶奶瓶等可供选购，而这三者各有利弊。

一般而言，喂养新生宝宝以使用玻璃奶瓶为主。玻璃奶瓶一方面安全性、耐热性较好，不易刮伤、不易藏污垢、好清洗、能承受反复消毒、不易变形、奶瓶的刻度不易磨损；另一方面玻璃奶瓶较重易碎，易烫手，有潜在的危险。因此玻璃奶瓶适合在家里或医院使用，由大人喂食，不宜直接让宝宝捧着。

我的怀孕40周 MY FORTY WEEKS OF PREGNANCY

不含双酚A的塑胶奶瓶，奶瓶颜色鲜艳、材质轻、不易破裂，适合外出及较大的宝宝自己喂食时使用。但同时，塑胶奶瓶容易附着不易清洗的奶垢，经受反复消毒的"耐力"不如玻璃奶瓶，因此塑胶奶瓶建议6个月左右更换一次。

硅胶奶瓶采用液态硅胶（LSR）制成，不含双酚A，因其不会破碎，耐酸性和碱性物质，稳定性好，不含任何环境激素而替代塑料奶瓶，广受消费者青睐。硅胶奶瓶耐水防潮性好，在−60℃～200℃保持良好的弹性。但是硅胶奶瓶相对玻璃奶瓶不易清洗，且不容易辨别是否已经清洗干净。

其次，挑选时要注意奶瓶口径、容量和形状。宽口径奶瓶的口径比标准奶瓶的口径宽，因此，往标准口径奶瓶中放奶粉容易撒到外面，宽口径奶瓶则能有效避免这种情况，而且清洗起来也更加便利。奶瓶口径对宝宝的影响不大，所以孕妈妈选择哪种口径奶瓶都可以。

根据容量大小，奶瓶一般分为大号和小号两种，孕妈妈可以一次准备两个，将宝宝喝水和喝奶区别开来。吃母乳的宝宝喝水时最好用小号，储存母乳则可用大号。奶粉喂养的宝宝则可以根据出生时间和食量，逐渐从小号过渡到大号奶瓶，保证宝宝能一次吃饱。

如今，宝宝用品总能别出心裁，即使是一只小小的奶瓶，也可以设计出多种形状花样，如圆形、弧形、环形及带手柄，等等。圆形奶瓶瓶内颈平滑，里面的液体流动顺畅，使用方便，主要适用于0～3个月的宝宝。弧形和环形的奶瓶适用于4个月以上的宝宝。无论是小哑铃状的弧形奶瓶，还是长圆的"0"字形的环形奶瓶，都便于宝宝的小手握住，满足他们此阶段喜欢用手抓取物品的欲望，还可以锻炼宝宝的手眼协调能力。1岁左右的宝宝往往喜欢自己抱着奶瓶喝奶，但又因为手太小往往抓不稳奶瓶，这时带手柄的奶瓶就派上用场了。奶瓶上两个可移动的手柄方便宝宝的小手抓取，能让宝宝自己自由地喝奶。

奶嘴每天与宝宝直接口舌接触，因此为奶瓶挑选一个合适的奶嘴也很重要。奶嘴不仅仅有材质上的区别，孔型设计上也有不同用途。

奶嘴材质以橡胶和硅胶为主。橡胶奶嘴柔软富有弹性，质感近似妈咪的乳头。但在加热消毒和清洗的过程中，有可能使奶嘴孔变大，存在呛奶的危险，使用过程中如发现有破损，应及时更换，正常使用的也建议3个月更换新的奶嘴。硅胶奶嘴没有橡胶的异味，容易被宝宝接纳。虽然柔软度比不上橡胶奶嘴，但其不易老化，抗热抗腐蚀，使用寿命更长。

奶嘴孔型不同，表示用途也不同，通常奶嘴上会标有表示喂奶速度的数字，如其中"1"表示速度最慢。孕妈妈此时给新生宝宝准备奶瓶时，最好选择流量最慢的奶嘴。另外，宝宝根据需求不同，奶嘴上还专门设计各种不同形状的奶孔，尤其以圆形孔分得最为仔细。圆形根据各种不同的流量，分为圆孔新生儿、圆孔慢流量、圆孔中流量和圆孔快流量，分别适用于新生儿宝宝、1个月以上及哺乳期的宝宝、3个月以上的宝宝和6个月以上的宝宝。还有一种圆孔可调流量，可以调整奶嘴角度，控制奶嘴流量，一般适用于 3 个月以上的宝宝。除了圆形孔径，奶嘴孔型还有 Y 字孔、一字孔和十字孔。Y 字孔适用于可以自我控制吸奶量、边喝边玩的宝宝；一字孔可调流量，适用于 3 个月以上的宝宝；十字孔因为流量相对较大，主要用于吸饮果汁、米粉或粗颗粒饮品，当然也可以用来吃奶。

此外，挑选奶瓶还要注意以下几点。①奶瓶的透明度：不论材质，优质奶瓶的透明度都很好，瓶身上的刻度清晰标准，可以清晰地看到瓶内的奶或水。②奶瓶的硬度：优质的奶瓶硬度高，手捏也不容易变形。而奶瓶一旦质地过软，在高温消毒或加入开水时就会发生变形，还可能会出现有毒物质渗出。③奶瓶的气味：劣质的奶瓶，打开闻起来会有一股异味，而合格的优质奶瓶没有任何异味。

相比选择奶粉，选择奶瓶要简单很多。

第23周　没空想你，我忙着给宝宝买东西

宝妈我发现最近越来越能吃了，食堂固定的饭菜基本不够吃，中途总会去向食堂大叔再要一次菜品。稀奇的是，原来宝妈我不吃牛肉、西蓝花、虾什么的，现在变得爱吃了，网上查了一下，很多孕妈妈都有这种变化。宝爸开玩笑说挺好，至少我从素食主义者变成了正常人，不然他会担心胎宝宝营养不够。

宝爸要出差了，每周有一半时间在外面。对于他的担心，宝妈我头也不抬："放心出差，我忙得很，没空想你，宝宝还有很多东西没买。"网上看了下其他孕妈妈单独在

家的反应，大都孤单无聊，其实完全没必要。孕妈妈也要有自己独立的生活方式，不能因为怀孕就产生完全依赖心理。就像宝妈我要忙工作、忙着给宝宝起名、忙着给宝宝准备衣服和纸尿裤，哪有时间孤单无聊？好在宝爸走之前都会将家务做完，所需日常用品准备妥当，回来也是第一时间处理宝妈我的事情。

嗯，宝宝，你爸爸表现不错！

宝宝衣物，好萌啊

都说孕妈妈在给胎宝宝准备衣物的时候非常兴奋，即便不知道胎儿性别，也会在脑海中千百次勾画宝宝的模样，琢磨着如何好好打扮即将出世的宝宝，让自己的宝宝与众不同。但是孕妈妈一定要了解宝宝的穿衣要求，不要因为头脑一热而买一些款式新颖、漂亮时尚却不适合宝宝的衣服。要知道宝宝是一个特殊的群体，皮肤娇嫩易过敏，所以给宝宝选择衣物的时候要考虑到宝宝是新生儿，衣物一定要适合且方便宝宝穿脱。

宝宝汗腺分泌旺盛，皮肤嫩，容易过敏，所以在选择宝宝的衣服材料时，最好选择纯棉的，透气性好，容易吸汗，面料也柔软。千万不要选择化纤类产品，不透气，且易导致皮肤过敏。宝宝如果患有奶癣，就更不要穿化纤及羊毛一类的衣服，应该换成棉布或丝绸类衣服。

宝宝衣服除了质地柔软，还要求较宽松，容易穿和脱。新生儿宝宝的骨骼细嫩，不适合穿套头衫。最好让宝宝穿开衫，其中结带斜襟式的开衫最好，既方便穿脱，交叠部分又可以保护宝宝肚子。这种衣服前襟可以长些，后背则可稍短，这样可以避免或减少宝宝频繁大便的污染。另外，保证购买的宝宝衣服不影响尿布的使用也很重要，为避免宝宝着凉，换尿布时不用脱下很多的衣服。

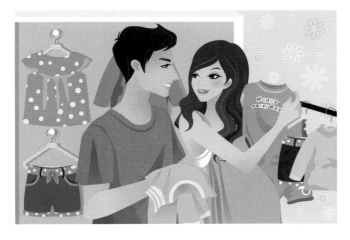

刚出生的宝宝脖子比较短，骨头也还没有定型，所以此时宝宝的衣物最好不要有衣领，避免宝宝的脸在衣服上蹭而造成摩擦破皮。目前市面上新生儿的衣服一般以和尚服为主，用两条带子系着就可以了。另外，带有花边的衣服同样不适合新生儿，因为宝宝可能会把手插到其中的孔中。孕妈妈在购买宝宝衣服前，还要先检查好领口的大小和腰围，松紧度要合适。衣服一定要比宝宝大，衣服缝合处不能坚硬，接缝越少越好，保证不勒着、不硌着宝宝。衣服最好不要用松紧带，以免影响宝宝四肢及内脏的正常发育。

新生儿宝宝衣服上应尽量少各种装饰物，或者没有。最好选择无纽扣的衣服，以免宝宝拉扯误食。如果宝宝长大些后需要选择带纽扣的衣物，则需尽量选择不易抓取的扁平纽扣类衣服。同时妈妈们还要注意纽扣的牢固度，如出现松动时就要及时加固，因为宝宝很喜欢抓纽扣之类的东西，会用力拉扯，所以保证掉不下来的才可以给宝宝穿。衣领后方或肩部有纽扣或系带的衣服一般使用的时间较长。当衣服变小时，后面的纽扣或带子可以不系，这样宝宝还可以穿。

新生儿的活动是无意识、不规则和不协调的，四肢大多是屈曲状，因此，宝宝的衣服可以选择稍宽大些的，避免对宝宝的发育造成束缚。这样既方便宝宝活动，又方便穿脱。如果衣物上有大小号的说明，一定要保证孩子至少可以使用两个月的时间。因为孩子在很短的时间里就会长大的。

从颜色上来说，宝宝穿浅色衣服最好。在选择婴儿衣服时注意不要选择深色衣服，深色颜料染成的布料对婴儿娇嫩的皮肤有一定刺激，容易引起皮炎。深色衣服也容易掉色，婴儿又很喜欢咬衣服，这样一来就很容易把染料吃进肚里，不利于婴儿的健康和成长。另外，冬天的宝宝棉衣最好选择质地轻盈的，衣服的颜色也要选择浅色，这样方便看出哪里脏，提醒妈妈及时更换。

闻起来有异味的衣服坚决不要给宝宝买。有些衣服放久发霉了，或者是在衣服生产过程中使用过化学物质，残留在衣服上。这些异味会刺激孩子的呼吸系统，不利于孩子的发育。新买的衣服最好回家先洗一遍，在太阳下晒干后再给宝宝穿，干净安全。另外，冬天宝宝的被子最好轻盈且暖和，太重既限制宝宝的活动，还会压得宝宝不舒服。

新生儿的衣物不要和樟脑丸等驱虫剂放在一起，可能会造成宝宝中毒。在准备入院待产的前两天最好能把宝宝的衣物放在太阳底下暴晒，这样可以起到杀菌除湿、除异味的作用。收衣服的时候要看看有没有虫子在衣服上，折叠的时候最好是抖一抖。

亲亲宝宝的小 PP

吃喝拉撒全方位，孕期新生儿准备物品中，尿布和纸尿裤也占一席之地。

先来说说尿布。宝妈我没事就翻箱倒柜地找旧衣服，纯棉、柔软、浅色的衣服经过裁剪变成了尿布。宝妈我边剪边心疼，买来那么贵的衣服剪开了也就三四块尿布，不过总算是废物再利用。另外，宝妈我也淘了不少现成的尿布。跟选择宝宝衣服同样的原则，宝宝尿布也要选择纯棉和白色的。纯棉尿布透气性和吸湿性好，柔软舒适，适用于宝宝皮肤；白色棉布的尿布未经染色，可以避免染料引起过敏和刺激宝宝皮肤，同时方便看清宝宝大小便的颜色和性状。

尿布有正方形和长方形之分，正方形选择 70 ~ 90cm 的为好，长方形选择 35cm 宽、100 ~ 120cm 长的尺寸为宜。一个新生儿一般要准备 25 ~ 30 块尿布才能满足更换、洗涤、晒干之所需。尿布要勤更换、勤洗烫、多日晒。若不及时更换尿布，不仅宝宝不舒服，宝宝皮肤在浸湿的情况下容易受大小便和残留洗涤剂的刺激而造成红屁屁和尿布疹。

勤洗烫和日晒除了清除尿布上残留的尿、便等污染物，更重要的是起到消毒的作用，利用阳光中紫外线的照射来消毒的日晒比晾干、烘干更有效。

再来说说纸尿裤。近年来，纸尿裤不断更新换代，年轻宝爸宝妈为了省去洗尿布的麻烦而十分钟爱纸尿裤。宝妈我月子期间都给宝宝使用进口金装纸尿裤，后面发现那是一笔不小的费用，后来在宝奶奶的精心料理下，宝宝开始结合尿布一起使用。一般情况下，外出和夜晚睡觉时使用纸尿裤可避免许多尴尬和不便，白天家中宝奶奶照料宝宝时一般都使用尿布，虽然洗尿布也是个浩大的工程。有人提出在新生儿后期可以练习把尿，即喂奶后 15 分钟左右、睡醒后及时把尿，认为此举会让孩子逐步形成条件反射，有利于长大后的排便训练。对于宝宝把尿的观点，历来都有争议，利弊各执一词。宝妈我的观点是不主动把尿，但仔细观察宝宝大小便习惯，总结宝宝大小便前的反应，一有迹象及时把尿，后来也证明此举非常有效。

对于有育儿经验的妈妈来说，选择纸尿裤很简单。但对于还在孕期的准妈妈来说，选择纸尿裤则需要多研究、多听听宝妈妈们的意见。尿布疹是新生儿宝宝常见问题之一，因此选择纸尿裤要把握几个原则：吸水性强、速度快、透气好、不闷热、表层干爽、尿液不回渗、触感柔软舒服。

此外，选择适合宝宝尺码的纸尿裤也很重要。纸尿裤尺寸选择以宝宝体重为参数，不能单纯以月龄来衡量，现在市面上的纸尿裤包装都会标注参数，备注型号和适合的体重标准。目前宝宝纸尿裤主要有 NB 号、S 号、M 号、L 号和 XL 号，分别适用于体重 5 千克以下、3 ～ 8 千克、6 ～ 11 千克、9 ～ 14 千克和 12 千克以上的宝宝。孕妈妈此时只需要给宝宝准备 NB 号即可。

至于纸尿裤选择哪个品牌好，宝妈我也不能打包票。据过来人介绍，相同品牌的纸尿裤，不同的种类不一定都适合宝宝。因此，孕妈妈可以多和有经验的妈妈们交流，没事逛逛论坛，选择一到两款备用。

第24周　第五次孕检：妊娠糖尿病筛查

"这个月，不想做 B 超！"

上个月检查出胎宝宝的双侧脉络膜囊肿，宝妈我没有立马去复诊，也没有做羊水穿刺确认。一般脉络膜囊肿发现于怀孕的第14至24周，26周后大都会消退。虽然现在去复查可能结果会有好转，但后面为同样的问题还得再次复查，宝妈我宁愿晚几周再去，毕竟我也不想宝宝多做B超检查。

B 超可以不做，但是其他该做的孕检项目还是要逐一落实的，尤其是本月孕检需做妊娠糖尿病筛查。

第五次孕检：妊娠糖尿病筛检

本月的孕检项目主要包括测体重、量血压、量宫高腹围、尿常规、水肿检查、B 超检查和妊娠糖尿病筛查，此次通过 B 超检查，宝爸和宝妈们可以第一次看见成型的宝宝。除去坚持不做 B 超，其他孕检项目宝妈我都乖乖做了，并再次好好学习了一番。

测体重能间接反映胎宝宝的成长情况的标准，简单易操作。怀孕期间，孕妈妈体重增加过少或过多都不好，对应的，胎宝宝可能存在发育迟缓或巨大儿的可能。

量血压也是每次孕期检查的必测项目，正常的血压不超过 130/190mmHg，或与怀孕前的基础血压相比增加不超过 30/15mmHg。

如果孕妈妈在 20 ～ 24 周出现下肢水肿，用手按压皮肤凹陷明显，休息后水肿依然存在，则需通过测血压进行确诊并咨询医生意见，避免出现妊娠高血压综合征。如果孕妈妈在 20 周后血压超过 130/90mmHg，或怀孕前的基础血压升高超过 30/15mmHg，则怀疑孕妈妈患有妊娠高血压综合征。

测量宫高及腹围，作用类似于测体重，医生可对照宫高画妊娠图曲线和孕妈妈宫高和腹围的测量结果，了解胎儿宫内发育情况，从而判断胎宝宝是否存在发育迟缓或巨大儿的可能。

尿常规检查通过检查尿液中蛋白、糖及酮体、镜检红细胞和白细胞的含量，尤其是蛋白的含量，进而判断孕妈妈是否患有妊娠高血压等疾病。

本周 B 超应该是孕妈妈正常孕检过程中的第二次 B 超，孕妈妈可以结合 B 超单上的数值，对照比较本周 B 超检查正常值。本周 B 超检查双顶径正常平均值为 6.05±0.50，腹围正常平均值为 18.74±2.23，股骨长正常平均值为 4.36±0.51。

大部分医院都会将孕妈妈的妊娠糖尿病筛检（简称血糖筛查）放在孕期第24周。血糖筛查虽然是抽血化验，但对孕妈妈进食没有限制，具体需咨询医生。到医院后喝50毫升糖水，1小时后抽静脉血测血糖，2小时后和3小时后分别再抽一次静脉血检测。检测正常值：7.8毫摩尔/升左右（1小时后结果一般小于10.3毫摩尔/升，2小时后小于7.8毫摩尔/升，3小时后则为3.5～6.1毫摩尔/升）。血糖筛查，不同的医院具体检查起来会有些操作上的区别，但整体上标准是一样的。至于结果，只要相差不大，孕妈妈们没必要太在意，注意饮食，必要时应选择就医。

孕妈妈由于体内分泌的肾上腺皮质等激素会对抗胰岛素，加上胎盘也会分泌抗胰岛素的物质，导致孕妈妈体内胰岛功能失调，从而患上妊娠糖尿病。妊娠糖尿病指孕妈妈在妊娠期间患上的糖尿病，危害与孕前糖尿病相同。这类孕妈妈孕前没有糖尿病，大多在孕中晚期出现持续高血糖。对于孕妈妈，妊娠期糖尿病产后不一定能恢复；对于胎宝宝，妊娠期糖尿病直接影响胎儿发育，不仅可能造成胎宝宝肺成熟延迟及呼吸困难综合征，还可能导致胎宝宝缺氧和脂肪过分堆积形成巨大儿。

妊娠糖尿病筛检下来，即使孕妈妈被确诊为糖尿病，孕妈妈也没必要过于担心，配合医生的治疗，大部分孕妈妈患者都会母子平安无恙。

胎教，天马行空

本月胎宝宝不仅具有听的能力，还能对听到的声音做出反应。给孩子取个名字，最好是朗朗上口的乳名，平时交流时多呼唤宝宝的名字，会让胎宝宝记住这属于自己的呼唤，出生后宝宝依然会熟悉于这个呼唤，对其产生特殊的安全感。

到此时，宝妈我对胎宝宝的胎教完全放开了，不再局限于某一种方式。与之前的有作为胎教不同，本月宝妈的胎教中多了一项——冥想。本月为了给宝宝准备一个有意义的名字，宝妈我一直浸泡在古诗词歌赋中。开始只是寻字找句，后面就融入诗词描写的境界中了，时常因为一句诗而不停地在脑海中勾勒当时的画面场景，揣摩用言语无法表达的情感。于是，宝妈我无意的冥想就这样成为了胎宝宝胎教的组成部分。

当然，了解宝宝每月的成长情况，针对性地进行胎教也是有必要的。不过这些基本都落到了宝爸头上，宝妈我则只需要通过规范自身言行和自我休闲来言传身教。

隔着宝妈我的肚皮抚摸胎宝宝、和胎宝宝打招呼、给胎宝宝讲画册、单方面与肚子中的胎宝宝玩游戏、唱儿歌，等等，宝爸每天换着花样与胎宝宝互动。还经常要求一家三口出去散步，名义上却说是享受最后的二人世界。

胎教很简单，日常生活中处处都是胎教，重要的是孕妈妈要用心。胎教的效果取决于母亲的用心程度，如果母亲心情烦躁不安，胎教的效果就会大打折扣，甚至起负面作用。

爸爸小记六月特别篇

宝宝起名记

给宝宝起名虽然没有大张旗鼓地搬上日程，不过自从我和老婆大人得知宝宝存在的消息后，便一直将这个事情放在心上。一直没有动静，一是不想太草率，总想着应该正式慎重地挑个好日子仔细琢磨一番，二是我和老婆谁也不服谁，对方起的名字彼此都看不上眼，三是项姓的名字确实不好取。

内心深处来说，老婆大人一直靠文字吃饭，她的才华肯定比我好得多，但是起名字这个事情不仅仅是老婆大人一个人的事情，也是宝宝他爸我的事情，再者宝爷爷宝奶奶也很重视，直接将中国固有的字辈也拉出来了。最无法让我接受的事情是，老婆大人起的名字太有诗意了，感觉就是琼瑶小说中的男主角、女主角的名字，缺了点社会气。譬如：项怜伊，出自于柳如是的词《金明池·咏寒柳》："待约个梅魂，黄昏月淡，与伊深怜低语。"虽然柳如是出身风尘，但老婆大人还是很喜欢她、钦佩她。但对于名字出处，老婆觉得有些过于女儿心态了。

名字虽不喜欢，但看着老婆大人这个月一直为此忙碌，也就将宝宝双侧脉络膜囊肿的事情淡忘了些，这也是我非常乐意见到的。老婆大人将她高中大学时代买的诗词歌赋都翻出来，没事的时候就抱着书查看，力求给宝宝取的每个名字都有诗词出处。

相比老婆大人，我就显得俗气多了。一个宝宝取名测分软件解决了我的问题，剩下的就是根据我的喜好将汉字填充进去综合评分，得分高的留下来备用。宝外公一直研究风水、五行八卦，很擅长取名，但我和老婆大人都没有要他老人家出马，而是自己解决。到最后，老婆只是瞟了一眼我忙活了半天折腾出来的名字，一脸不屑地说了两个字：俗气。

除了老婆大人，家里所有人都坚持给宝宝名字测分，为此老婆大人没少生我的气。后来直接甩下了几个让我哭笑不得的名字：项激、项其、项日葵、项天歌、项恭。虽然变了字形，但老婆大人的反语我还是知道的。幸亏我不姓冷，不然按照老婆大人的说法，宝宝直接起名叫"冷冰冰"。一番协商下来，最后两人达成协议：如果以后生的是男孩，宝宝名字由我来定；如果生的是女孩，宝宝的名字由老婆大人决定。

事后老婆大人 N 次提出反悔，因为她预感肚子里的宝宝一定是男孩子。嘿嘿，这样就更不能反悔了，必须由我说了算！

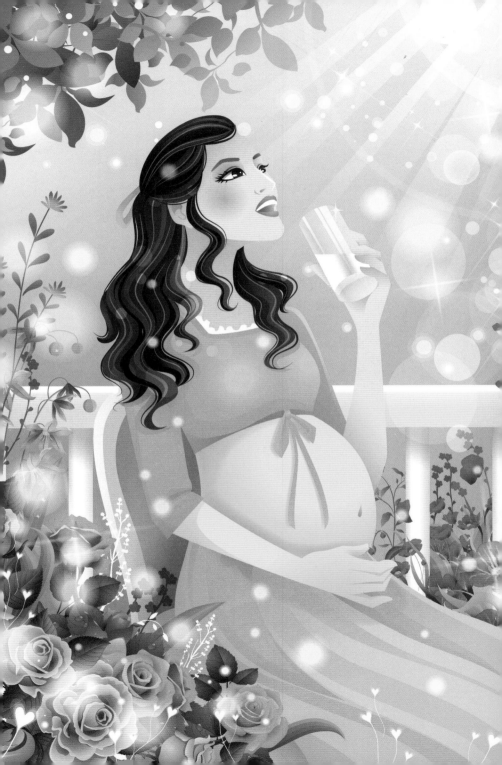

孕 7 月　长胎不长肉，大肚速成记

第25周　怎么肚子一下子就大起来了

　　本月孕妈妈会明显感到动作日益笨拙，很容易感到腰酸背痛或腿痛，稍不留神就会被痔疮盯上，便秘也会进一步加剧。这个月的胎宝宝动静越来越大了，好像随时要跑出来见见世面。

　　本月胎宝宝胎长 28 ~ 38cm，胎重大约 800 ~ 1200 克，满脸都是褶子和皱纹，完全一副老头模样，不过随着月份的加大，胎宝宝皮肤的皱纹也会越来越少。此时胎宝宝皮下脂肪仍然不够充足，皮肤呈暗红色，但是头发已经明显长出来了，到宝宝出生时将是满头密且长的黑发。虽然目前胎位不能完全固定，还存在出现胎位不正的可能，但其四肢已经非常灵活，可以在羊水里恣意游泳。不仅如此，胎宝宝大脑皮层已经很发达，脑组织也开始出现皱缩样，开始能感受到母体外的音乐节奏和旋律，能对自己喜恶的外界声音做出反应，并开始能分辨孕妈妈的声音。因此，定期定时反复播放轻缓抒情的音乐，能刺激促进胎儿感觉神经和大脑皮层中枢的发育。

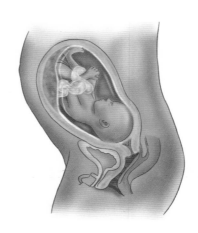

本月，胎儿性别进一步明朗可见，男宝宝的阴囊明显，女宝宝的小阴唇、阴核突起也十分明显。另外，本月胎宝宝上下眼睑已经形成，感觉光线的视网膜已经形成，眼睛能睁开，同时鼻孔开通，具备浅浅的呼吸和很微弱的吮吸力。但此时的胎宝宝气管和肺部还不够发达，还不具备在孕妈妈体外生活的适应能力。

胎宝宝发育大脑，孕妈妈小心养胎

本月是胎宝宝大脑发育的高峰期，此时孕妈妈可以多吃些健脑的食品为宝宝更聪明打基础。胎宝宝身体和大脑发育首先需要补充蛋白质等营养成分。坚果类食品中含有大量的优质蛋白质和重要氨基酸，能促进胎宝宝脑神经细胞发育。孕妈妈可以选择核桃、榛子、松仁、芝麻、花生等作为零食食用，也可以多增加些豆类蛋白质，多喝豆浆多吃豆腐脑等。

本月孕妈妈心脏负担加重，血压也开始升高，容易出现相对性贫血。孕妈妈可以多吃些富含铁质的食物和富含维生素 C 的蔬果。这个月，胎宝宝需要贮存的营养素增多，孕妈妈需要的营养也达到高峰。因此，应该保持膳食多样化，保证营养素和热量的供给，满足本月胎宝宝和孕妈妈的营养需要。除了上述的蛋白质需求，孕妈妈还应多吃海带、紫菜等海产品和动物肝脏，以满足大量钙和维生素的需求。

本月孕妈妈子宫底高度上升到肚脐以上 1 ～ 2 横指高度，子宫高度为 24 ～ 26 厘米，子宫压迫下肢静脉和盆骨底部，可能会导致孕妈妈静脉曲张。本月胎宝宝胎动将随着宫内可活动空间的减小而减少，而孕妈妈腹部可能会出现不同于胎动的阵发性跳动，别担心，这不过是胎宝宝吞咽羊水时的呃逆，类似于打嗝，也是小家伙练习呼吸的表现。

由于胎盘增大、胎宝宝的成长和羊水的增多，孕妈妈的体重开始以每周 500 克的增幅迅速增加。不仅仅是肚子上，孕妈妈乳房上也会出现一些暗红色的妊娠纹，肚脐到下腹的竖向条纹颜色也逐渐加深。肚脐可能被牵拉延长，拉平或向外突出，但分娩后会恢复原状。宝妈我整个孕期肚脐都没有什么变化，宝姑姑怀孕时肚脐被拉平直接消失，因人而异。

眼睛不适，怕光、发干、发涩，这类比较典型的孕期反应也可能出现在孕妈妈身上，此时孕妈妈要少用眼，

孕 7 月　长胎不长肉，大肚速成记

123

适当使用保健眼药水加以缓解。孕后期孕妈妈会感到双腿沉重而疲惫，走动更加费力，常感到憋气。心脏负担也随着胎宝宝的日渐增大而逐渐加重，同时为宝宝呼吸、新陈代谢时所消耗的氧气量也会加大，呼吸变得急促起来，活动时容易气喘吁吁。因此本月孕妈妈要避免走路太长、太远，不要久站。由于此时身体后仰看不到脚下路面，走路很容易摔倒，因此孕妈妈要保持动作缓慢，避免剧烈运动，防止早产。

磨人的坐骨神经痛

怀孕的中后期，随着胎儿的不断发育，胎宝宝不仅给孕妈妈带来腹部压力，也会增加背部压力。如果胎宝宝的头正好压在孕妈妈的坐骨神经上，则会导致孕妈妈从腰部到腿部的位置产生疼痛、麻木，甚至伴随着针刺样的感觉，这种疼痛就是坐骨神经痛。坐骨神经痛主要由腰椎间盘突出引起，比一般的孕期腰痛严重，它是一种偶发的臀部和下腰部或下肢的剧烈疼痛。

坐骨神经痛通常发生于怀孕中后期，大多数孕妈妈都被其折磨。怀孕中后期，为了给胎宝宝顺利分娩做准备，孕妈妈身体会分泌一种耻骨松弛激素，使关节韧带变得松弛，但这种放松会减弱孕妈妈腰部的稳定性。而此时胎宝宝发育很快，增大的子宫不断向前突出，孕妈妈自身体重的增加等加剧了腰部的负担。作为承重主体的坐骨神经，一旦超过其能承受的压力范围，就会引起坐骨神经痛，此时臀部、背部以及大腿等可能感到刺痛。

坐骨神经痛很常见，它往往突发，有时持续一段时间后会稍有缓解，不用治疗，不一定会随着孕期加剧。如果孕妈妈之前有过腰肌劳损和扭伤，此时很可能引发腰椎间盘突出、压迫坐骨神经，产生坐骨神经痛。这种坐骨神经痛往往持续存在，孕妈妈需寻求医生的帮助。

孕妈妈坐骨神经痛最好不要做 X 光或 CT 检查，必要时可用超声波检查代替，最后结合临床表现来诊断。目前治疗腰椎间盘突出的方法很多，却都不适合孕妈妈使用。化学类的活血化瘀的药物会影响胎宝宝发育，物理类的佩戴腰围会限制胎宝宝在孕妈妈体内的活动，因此只能从外部着手来缓解这种症状。

导致坐骨神经痛的主要原因是压迫坐骨神经，和缓解腰背疼痛的方法类似，孕妈妈可以从这里下手缓解坐骨神经痛：尽量睡硬板床，坚持左侧卧睡姿，两腿膝盖间可以夹放一个枕头，增加流向子宫的血液；避免久坐或久站，工作期间注意休息，多起来活动四肢；疼痛发生时用热毛巾或热水袋热敷半小时；避免弯腰，尽量不要举重物过头顶；调整桌椅高度，背后或颈部加靠垫；游泳可以帮助减轻对坐骨神经的压力；练习瑜伽也是减轻疼痛的好方法。

早期症状严重者，可考虑终止妊娠。如果临产时孕妈妈依然被其困扰，则建议采用剖宫产的分娩方式，以免病情加重。一般情况下，大部分孕妈妈在分娩后，坐骨神经痛都能自愈。

怀孕的 10 个月是女人一生中的神圣时刻，放在平时都不怎么会留意的问题，到孕期都变成了关乎胎宝宝生长的大事。而孕期短短 10 个月中，孕妈妈遇到的问题似乎特别多。

有痔疮，难受且尴尬

孕妇是痔疮的高发人群，孕期痔疮是指孕妇直肠末端黏膜下和肛管皮肤下静脉丛发生扩张和屈曲所形成的柔软静脉团，通常出现在孕晚期。孕期，为保证胎宝宝营养供应，孕妈妈盆腔内动脉血流量增多，同时随胎宝宝发育而增大的子宫及升高的腹压对盆腔的压迫，痔静脉血管内的血液回流因为压迫受阻不畅，加上运动不足，部分孕妈妈还伴有排便费力或便秘，致使直肠下端及肛门的痔静脉丛血液淤积，从而诱发痔疮或使其加重。

当大便时出血或伴有痔核脱出，或伴有肛门坠胀感，孕妈妈则要考虑是不是长痔疮了。肛缘有痔隆起或皮赘、齿状线上方摸到质硬可活动且有压痛的痔结节等，这些都是痔疮的表现。根据临床表现，通过视诊、指检、肛门镜检查等方法即可明确诊断。考虑到胎宝宝和孕妈妈的健康，孕期痔疮一般以保守治疗为主，必要时可选择孕中期进行手术治疗。

痔疮并非只在孕期出现，同时还会出现于分娩时和产后。分娩时孕妈妈因腹压骤增、屏气用力，很容易造成痔疮外翻、水肿、脱出或嵌顿，导致产妇困扰。而产后坐月子期间，产妇进食的那些益补的食物大都性干热，容易导致大便干结，致使产妇排便困难、痔疮加重。

由于痔疮经常反复出血，如果孕妈妈一直被其困扰，可能导致贫血、头昏、气短、疲乏无力等症状。这不但影响孕妈妈自身的健康，也会间接影响胎宝宝的正常发育，可能造成胎儿发育迟缓、低体重，甚至引起早产等。

孕妈妈是痔疮高发人群，除非必要时保守治疗，其他时间都以预防为主，因此应养成好的饮食作息习惯。

1. 饮食习惯。严禁烟酒，多吃新鲜蔬菜水果；不吃辛辣有刺激性的食品及调味料，少吃不易消化的食物，以富含纤维素食品为主；多喝水，最好喝些淡盐水或蜂蜜水，促进大便软化和润滑，增加肠蠕动，防止大便秘结发生。

2. 排便习惯。相对固定大便时间，到了规定时间即使没有便意，也要坚持如厕引发肠道排便反射，形成习惯；上厕所时应采取蹲坑式，减少肛门与马桶的接触；每次蹲厕所时间不要超过10分钟；不要在厕所里读书和看报。

3. 体力活动。避免长时间站立或坐，提倡合理的户外活动，如散步、做孕妇操及打太极拳等，保持血液循环顺畅。

4. 肛门保健。孕妈妈可以自己做些肛门保健，增强盆底肌群的力量和促进局部血液循环，促进排便和预防痔疮。早晚可做两次提肛运动，放松后再收缩，每次30～40次；睡前清洗肛门后，用热毛巾按压肛门，按顺时针和逆时针方向按摩肛门。

如果孕妈妈痔疮症状严重，反复发作且保守治疗无效而自身无法忍受时，建议及时终止妊娠并进行手术治疗。

小腿抽筋，我不要！

大多数孕妈妈在孕期中都会发生小腿抽筋，也就是小腿后面腓肠肌痉挛性收缩而产生的剧烈疼痛。当孕妈妈发生小腿抽筋时，最好由宝爸拉直孕妈妈的腿，由下向上按摩小腿的后方，按摩大脚趾和整条腿，并向上扳动足部，促使抽筋缓解。宝妈我偶尔发生小腿抽筋时，宝爸都会将我的足趾用力往上推，此时踝关节会过度屈曲，腓肠肌被拉长，可以很快缓解小腿抽筋。

导致小腿抽筋的主要原因是缺钙。正常情况下，钙离子以约 1.19mmol/L 的浓度在血液中存在，维持着肌肉神经的稳定性。而孕妈妈由于自身及胎宝宝生长发育的需要，对钙的需求量明显增加，加上怀孕中后期，孕妈妈体内血容量增加，血液被稀释，导致钙离子失衡，因而增加了肌肉及神经的兴奋性，导致小腿抽筋。

受寒冷刺激也是孕妈妈小腿抽筋的一个原因。因此孕妈妈要做好保暖措施，避免冬天在寒冷的环境中久待；夏天洗澡、游泳水温不宜过低；睡觉要盖好被子，穿好鞋袜，注意腿脚保暖。

妊娠后期，孕妈妈子宫的快速增大，导致下肢的血液循环运行不太通畅，也可能导致小腿抽筋。不仅如此，孕妈妈日渐增加的体重会不断增加双腿的承受负担，致使腿部肌肉处于疲劳状态。所以孕妈妈尽量避免长途旅行、登山登高，避免小腿肌肉过分疲劳发生痉挛。

此外，剧烈运动及出汗过多也可能导致孕妈妈小腿抽筋。剧烈运动、运动时间长、运动量大、出汗多都是孕妈妈应该避免的。因为运动中人的身体处于紧张状态，肌肉的收缩与放松难以协调，加上随汗液排出的盐分、电解质及液体没有得到及时补充，体内代谢废物堆积，肌肉局部的血液循环不顺畅，此时也容易发生痉挛和抽筋。

面对小腿抽筋，大部分孕妈妈都会补充钙片和维生素 D。此外，孕妈妈还需要通过摄入含钙丰富的食品，加上适当的户外活动和日光照射，来预防缺钙引起的小腿抽筋。当然，现在孕妈妈还可以多吃些奶制品和深绿色蔬菜，睡眠前将脚部垫高或做脚部按摩。此时高跟鞋也要收起来，不可再穿，同时避免久走或久站，防止肌肉过分疲劳。

第27周 长胎不长肉，饮食有诀窍

对于孕妈妈来说，营养是绝对的关键词。因为孕期的饮食营养，不仅影响到孕妈妈的身体健康和胎宝宝的正常发育，同时也关系到出生后宝宝的体质和智力。而如今营养缺乏的孕妈妈和胎宝宝明显减少，相反由于过分补充营养，孕妈妈过胖、胎宝宝成为巨大儿现象普遍存在。

孕期饮食有规则

正常情况下，孕妈妈其实只要三餐得当，把握好孕早、中、晚 3 个阶段饮食规则，胎宝宝就不会有营养缺乏的现象发生。孕期不同阶段需要的营养也不同，饮食在保证孕妈妈和胎宝宝正常营养摄入量的同时，还应坚持食品种类的全面、多样。

孕早期（0～3个月）

这个阶段的孕妈妈一般都处于早孕反应中，坚持每天一片叶酸，没必要吃补品。此时由于早孕反应带来的恶心、呕吐、食欲不佳，加上胎宝宝该阶段生长发育缓慢，所需营养也相对较少，因此，孕妈妈此阶段不用担心宝宝营养问题，对营养也就没有过多要求，以能进食为首要原则。

此时孕妈妈饮食以清淡、易消化为主。只要对胎宝宝无害，孕妈妈可以尽量按照自己喜好选择饮食，尽可能多吃一点，如主食、蔬菜、水果和酸奶等。每次饮食数量不要求很多，鼓励少吃多餐和食物多样化，防止空胃。胃口不佳时可多用酸味或凉拌菜，必要时适当补充 B 族维生素改善食欲。

孕中期（4～6个月）

进入孕中期，随着早孕反应的减退和胎宝宝营养需求的增加，孕妈妈食物的品种及数量都会随之增加，此时需要加大蛋白质、碳水化合物及微量元素的摄入量，但也不能不加节制地大补特补。此外，由于对钙的需求大量增加，孕妈妈可以经常食用虾皮、海带、紫菜等含钙、碘丰富的食物。

主食可以用大米、小米、玉米、麦片、南瓜等五谷杂粮，每天保证400～500克的摄入量；豆制品50克；牛奶250毫升；肉禽蛋鱼100～150克；动物肝及动物血坚持每周1～2次，每次50～100克；蔬菜以深色蔬菜为主，每天500克。

孕晚期（7～9个月）

整体上饮食原则不变，但需要根据孕妈妈的体重和胎宝宝的大小适当增减饮食。

每天，谷物摄取量不变，蛋白质摄取比之前增加20克，肉禽蛋鱼增至150～200克，牛奶500毫升，动物肝或动物血固定为每周2次。孕晚期胎宝宝及增大的子宫会压迫到孕妈妈胃部，此时坚持少食多餐减轻胃部饱胀感很有必要，有水肿、高血压的孕妈妈要控制食盐摄入量，血糖过高的孕妈妈则要控制糖分的摄入。

由此可见，针对性地补充营养，保证饮食少而精才是正确的选择。因此孕妈妈要避免暴饮暴食、大补特补，同时还要加强日常锻炼，多活动，经常散步，这样不仅可以帮助孕妈妈控制体重，还能防止产生巨大儿以便顺利分娩。

长胎不长肉，你得这样做

很多孕妈妈和家人都知道孕期胎宝宝需要营养，但是却没有科学的营养观念。特别是老一辈的家人总是要求孕妈妈多多进补，结果导致孕妈妈脂肪堆积明显长胖，但是胎宝宝却没有获得充足的营养，造成"该补的没补上，不该补的全肥了"。

看看那些影视明星，产后几个月就复出了，丝毫看不出生过小孩的样子。尤其是港星李嘉欣在微博上晒出自己的产后照及孕期食谱后，"长胎不长肉"更成为了孕妈妈们关注的话题。

而现实生活中，孕妈妈发现更多的情况是长肉不长胎。而导致这一现象产生的原因无非两种：孕期饮食规划不当和孕期运动量不够。

长肉不长胎大部分源于孕期饮食没有规划好。尤其是孕早期，刚得知怀孕消息，家里人会要求孕妈妈各种进补，而这一时期胎宝宝因为生长缓慢而无法消耗那么多营养，直接导致孕妈妈脂肪堆积。此外，孕妈妈饮食热量过高也会导致长肉不长胎，加上孕妈妈自身吸收能力好，难保体重不会快速上升。

另一方面，孕妈妈由于怀孕受到各种保护，自己行动也变得格外小心，之前坚持的运动一律停止，少动多静，孕妈妈很可能因此造成肥胖。

避免大量吃肉吃鱼、喝油汤，少吃高度加工食品、甜食、煎炸食品、膨化食品这类营养素含量低的食物。每个人胃口都有限，孕妈妈应该用有限的胃口去吃营养丰富的天然食品。其实对于饮食健康与否，孕妈妈心里都有标准，大部分长肉不长胎的孕妈妈只不过控制不住自己的眼睛、手和嘴巴，不知不觉中将食品变成了自己身上的肉肉。另外，选择既能保持身形完美又能保证母体和胎宝宝营养需要的食物也很重要，如绿叶蔬菜、花椰菜、豆制品、干果、坚果、鸡蛋、脱脂牛奶、低脂酸奶，等等。

至于那些分娩后身材不变形的女明星，为了"长胎不长肉"，她们的饮食都是经过精细计算的。首先根据自己的身高计算出理想的体重，然后根据孕期热量供给需求，折算出每天所需要的总热量，再换算出相应热量的食物。对此，宝妈我不建议大家效仿，孕妈妈也完全没必要苛求自己，只需要在保证自己及胎宝宝身体健康的情况下，注意控制下食量及体重就行了。

拖了两个月，终于到了复检时间。提前预约了当地最好的三甲医院，而且是预约的当天第一个。医院远在三区之外，开车也花了一个多小时才到。其实宝妈我非常不喜欢换医院，再次熟悉医院及医生也需要过程，尤其是医院很大且检查项目所在各楼层又分散时。

结果很好，但我有些无语

血压103/59mmHg，体重57kg，宫高27cm，腹围83cm，胎心150次/分。B超结果：27周+5天，本次超声检查主要对胎儿进行大致的生长发育评估，不以检测胎儿畸形为目的。此次检查所见大致印象：胎儿双顶径71mm，枕额径91mm，股骨长径50mm，腹围227mm，胎盘成熟度Ⅰ$^+$级（Ⅰ$^+$级表示胎盘成熟度在一级和二级之间），胎心率150次/分，羊水

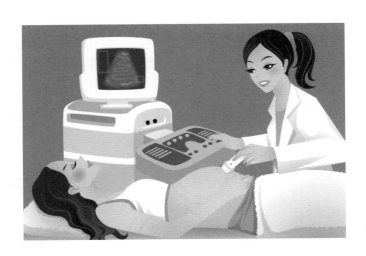

孕7月   长胎不长肉，大肚速成记

133

指数96mm，脐动脉血流S/D：2.10，PI：0.71，RI：0.52。胎头位于耻骨上，胎儿颅骨光环完整，脊柱位于右侧。胎儿左右侧侧脑室后角分别宽约5mm、4mm。胎盘位于后壁，最大厚度约30mm，羊水适中。

好吧，脉络膜囊肿消失，宝妈我很开心，可是B超单上那一排字让我无语："本次超声检查主要对胎儿进行大致的生长发育评估，不以检测胎儿畸形为目的。"宝妈我大老远跑过来等一天不就是为了排畸么？敢情跟医生说的那些话他们没听进去多少。

除了复查B超，本月孕检孕妈妈要抽血化验用于乙型肝炎抗原、梅毒血清试验及德国麻疹检测，再次确认早期孕检结果。如果孕妈妈的乙型肝炎两项检验皆呈阳性反应，则需要保证胎宝宝在出生24小时内注射疫苗，以免让新生儿遭受感染；再次确认孕妈妈之前所做的梅毒反应，方便在胎宝宝出生前为孕妈妈做治疗。

需要提醒的是，怀孕前注射过德国麻疹疫苗的女性，为避免给胎宝宝造成不良影响，注射疫苗后的3～6个月内最好不要怀孕。一旦注射过者，检验结果会呈阳性反应，在注射后3～6个月内怀孕的孕妈妈可通过羊水筛检、高层次超声波检查等，来降低胎儿畸形的可能性。

胎教，形式多样化

宝妈我一直坚持以自身规范来对宝宝进行胎教，任何能使宝妈我心情愉悦的实物，我都有意无意拿来影响我的宝宝。因为无论是哪种胎教，先要母体容纳接受，然后才能更好地传递给胎宝宝，宝妈我称之为综合胎教。

胎教可以分为很多种：情绪胎教、语言胎教、音乐胎教、视觉胎教、环境胎教、色彩胎教和意念胎教、抚摸胎教等等。情绪胎教是孕妈妈必须持续坚持的，音乐胎教、语言胎教、环境胎教宝妈我也都在坚持。本月胎宝宝视网膜具备感光功能，因此视觉胎教也提上了本月胎教日程。

视觉胎教借助手电筒来实现，主要用于促进胎宝宝视觉功能的健康成长。将手电筒调至微光模式，紧贴腹部照射胎宝宝头所在的部位。这也是宝爸非常喜欢的事情，每天晚上睡觉前他都会陪胎宝宝玩几分钟。

此外，给宝宝讲故事代替了之前单纯的音乐胎教。寓言故事、童话故事甚至是宝妈我和宝爸小时候的趣事都成为了故事素材。想象着胎宝宝就坐在对面，眨巴着水灵灵的大眼睛看着我们讲故事。讲故事时，宝爸宝妈一定要融入到故事当中，注入自己的感情，将人物情感通过语气语调的变化传递给胎宝宝，从而感染胎宝宝。

爸爸小记七月特别篇

老婆大人，关键时期身材咱就暂时忽略吧

有别于孕吐时期的暴瘦，本月开始，老婆大人的体形几乎以肉眼可见的速度在迅速"膨胀"。"膨胀"这个词老婆大人最近经常挂在嘴边，尤其是早上起来换衣服的时候，此时宝爸我作为所谓的"罪魁祸首"总是保持沉默，嗯，只要老婆大人舒心就好。

与别的孕妈妈相比，老婆大人除了傲人的大肚子，其他地方与孕前其实差不了多少，至于肚子，等宝宝一出生自然就下去了。而听我这么一说，老婆大人立马就不同意了，拿出计算器就跟我算起账来。老婆大人算法如下：一般情况下，孕妈妈整个孕期体重增加约为12.5千克，宝宝出生时体重约为2.9~3.4千克，胎盘为胎儿重量的1/6，羊水为300~2000毫升，恶露总量大约为500~1000毫升，减去这些排出来的重量，还有5.4~8.1千克是实打实地长在孕妈妈身上。5.4~8.1千克，这是什么概念？恐怕也只有孕期的女人才能容忍这个增加数值出现在自己身上。引用老婆大人恶俗的类比就是：8千克猪肉摆在面前可是华丽丽的一大片。

向来不吃零食的老婆大人到了孕期就更加忌口了，为了宝宝的营养，好歹成为肉食动物了。长胎不长肉是门学问，老婆大人坚持正常一日三餐，加上水果，完全不依赖孕期食谱，基本上达到了效果。知道老婆大人即

将回老家休产假，宝爷爷趁着下班时间在门口开垦了一小块荒地，种上了各类时令蔬菜，以保证老婆大人和宝宝的无污染口粮。

面对这种饮食习惯的老婆大人，不止一个人对她说她太好养活了。老婆大人，健康的饮食习惯固然好，但现在是关键时刻，你适当多补充些营养，特殊时期咱们就暂时忽略身材吧！

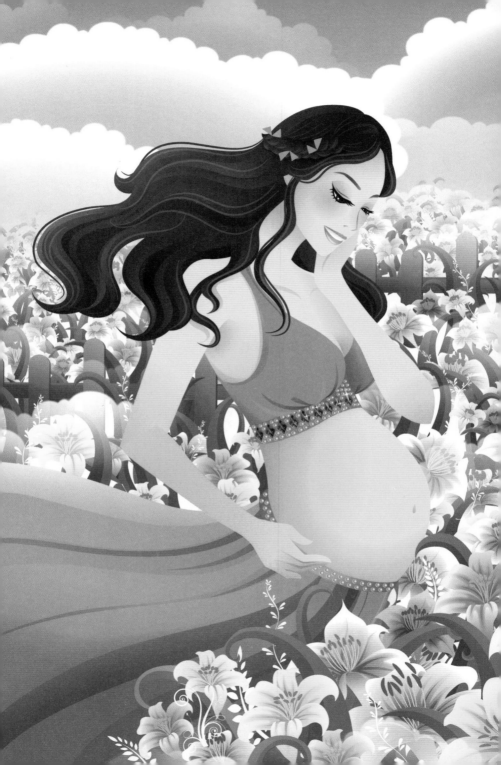

孕 *8* 月 肚子好重，腰好痛，好想睡个安稳觉

第29周 孕期怎么这么长，好累

踏入孕8月后，孕妈妈会明显感到比以前疲劳，身体也越来越笨重，行动很不方便。要命的是，明明每天不怎么想吃饭但体重却在不断攀升，每周增加500克是很正常的事情。为了避免意外和早产，孕妈妈应开始减少外出和运动，同时坚持每两周做一次产检，做好安全保健工作。此时胎宝宝发育相当快，正在为出生做最后的冲刺。

本月胎宝宝胎长约44厘米，胎重上升到1500～2000克，宝宝的各项功能都在不断发育成熟。眼睛可以时开时闭，能够辨认和跟踪光源。特别是听觉神经已经发育完成，对声音能做出反应。同时胎宝宝的皮肤触觉也发育完成，所以每天和宝宝对话、隔着肚皮抚摸小家伙成了宝妈我的必修功课。此时胎宝宝胎毛长出，透明小指甲也很清晰，

心肺肠胃也都基本成熟，能够自主呼吸和分泌消化液。胎宝宝身体和四肢还在继续长大直至比例均匀，皮肤也由暗红变成浅红。这时候胎宝宝的性别区分越来越明显，男宝宝的睾丸正在从肾脏附近的腹腔沿腹沟向阴囊下降，女宝宝的阴蒂已突显出来，但还没有被小阴唇所覆盖。

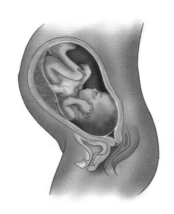

一孕傻三年，孕妈妈需要加倍呵护

　　都说一孕傻三年，宝妈我不能肯定这句话有没有科学依据，但是此时在自己身上却得到了充分体现。笨拙的身体、高高隆起的肚子让宝妈我坐立不安，皮肤紧绷、疲惫感使宝妈我的生活除了工作就是睡觉，感觉每天傻傻的。早期孕吐严重那会儿更是晕乎到傻，直接被盗取好友 QQ 的骗子骗了 2000 块大洋。7 个月了，还有 3 个月，孕期怎么这么长？好累！

　　孕妈妈此时宫高 27 ~ 29 厘米，子宫位置继续上升，向后压迫心脏和胃，可能会导致孕妈妈心悸、呼吸困难、胀气及胃口不适。乳房可能从以前的A杯变成了现在的C杯，孕妈妈要根据妊娠时期乳房的大小变化，及时更换合适尺寸的文胸。到了本月，妊娠纹会出现在很多孕妈妈的身上，不仅仅是腹部，乳房、大腿甚至有些孕妈妈脸上也会出现。在脸上，黄褐斑或雀斑也开始攻城略地，出现在耳朵、口周、鼻侧、额头等处。加上激素的作用，乳头周围、下腹、外阴部等处皮肤有黑色素沉着，颜色日渐加深。

此时孕妈妈要注意饮食健康与腹部保护，不要刺激肠胃和腹部，严重的腹泻和碰撞可引起早产。到本月，最好禁止夫妻性生活，保持精神上的愉悦。吃好睡好，孕妈妈要注意避免睡眠不足，过度疲劳。起立行走方面，上楼时借助楼梯的扶手来减轻腿部的负担，下楼时也要抓住扶手防止前倾跌倒，平路上行走保持全身平衡，缓步行走。

同时受孕激素的影响，孕妈妈的骨盆、关节和韧带都出现松弛，偶尔还会因为过分松弛引起关节疼痛。在这段时间里，孕妈妈经常会出现腰酸无力，特别懒于活动。此时不仅双腿难以长久支撑大肚子的压力，而且孕妈妈在早晨手指也会经常出现僵硬，人也变得容易健忘。所以这个时候孕妈妈的情绪会变得焦虑起来，经常会感到莫名的烦躁不安和敏感脆弱，容易激动任性，会因为一些小事、小矛盾而抑郁非常，所以这个时候孕妈妈更需要加倍呵护和包容。

孕期，你肿了么？

妊娠期水肿是一种正常的妊娠反应，大都发生在怀孕中晚期。孕妈妈日渐增大的子宫压迫静脉，从而导致静脉回流不畅，致使血管内的液体成分渗出血管，积聚在组织间隙中，造成孕期水肿。

孕妈妈的水肿现象会随着怀孕周数的增加而日益明显，整个孕期，孕妈妈体液会增加6～8升，而其中的4～6升细胞外液会潴留在组织中造成水肿，一般情况下，水肿会出现在孕妈妈脚掌、脚踝、小腿等部位，也有些孕妈妈脸部也会出现轻微的肿胀。

孕期水肿通常由下而上，可从足踝部向上蔓延到脸部，水肿部位也可随体位而改变，严重时可能引起孕妈妈全身水肿。如果发现脚踝、小腿或胳膊有肿胀现象，孕妈妈可以自检来确定自己是否遭遇水肿。此时用手指按压肿起部位，皮肤有明显凹陷且不会很快恢复，则说明孕妈妈孕期水肿。

造成孕期水肿的原因主要包括以下方面：①随着孕周的增加，孕妈妈的循环血容量也不断增加，心脏排出的血量也随之增高，组织间隙液也会增加；②孕期孕妈妈血液成分相对稀释，血浆渗透压低，血流中水分因此渗透到组织间隙液中，从而造成孕期水肿；③妊娠后大量的血液从子宫流至下腔静脉，从而导致下腔静脉压升高；④增大的子宫压迫盆腔静脉及下腔静脉，导致静脉血液回流不畅，下肢静脉压由此升高。

孕期水肿在孕期相当普遍，孕妈妈不必过于担心，可以通过以下方法缓解症状：①避免久站、久坐或久蹲，如工作需要则注意抽空休息，活动双腿；②睡眠时或坐下时垫高下肢或抬高双腿，促进血液回流，减轻静脉内压；③坚持左侧卧位，减少对下肢静脉的压迫；④选择舒适的鞋袜，避免压迫到脚踝及小腿，影响血液回流；⑤注意饮食，确保进食足量的蛋白质和蔬菜水果，多吃清淡、易消化的食物，减少水、盐和糖的摄入量；⑥适当运动，做做孕妇操。

孕期水肿虽然正常，但也需要注意非正常水肿出现，如伴随妊娠期高血压综合征。如果孕妈妈水肿严重且持续时间长，水肿范围较大，或伴有血压升高或血尿，则需要及时就医。

第30周 大肚婆，该拍孕妇照了

一直以来，人们都喜欢将美好的瞬间进行拍照留念，尤其是手机的普及更是方便人们随时随地记录生活中的点滴。而孕期作为一生中的重大时段，自然也要留下虽笨重却依然美丽的身影。

由于怀孕导致身材变形、皮肤变差、精神萎靡，因此很多孕妈妈不愿意出门，更别说拍照留下这么臃肿的记忆了。然而，自1991年《名利场》杂志封面刊登了知名女摄影师安妮拍摄的黛米·摩尔全裸的孕妇照后，孕妇照就和个人写真、婚纱照一样，逐渐成为一种潮流。

如今，孕妈妈个人写真、孕妈妈婚纱照已经成为一种时尚，化点淡妆，换上各种款式的孕妇装，或温馨，或时尚，或复古，或前卫，越来越多的孕妈妈都会去影楼拍一套孕妇照来留念。相机、美景加灯光，再在圆鼓鼓的肚皮上画

孕8月 肚子好重，腰好痛，好想睡个安稳觉

些萌萌的彩绘，加上后期 PS 处理，每个孕妈妈都能留下孕期独有的美丽。

美美的孕妇照，提前做功课

宝妈我觉得，孕期虽然孕妈妈体型较以前变化很大，但一生可能就这么一两次，因此，留住这份特殊的回忆，拍个孕妇照做个永久的纪念非常有必要，以后宝宝长大了可以一起看，很有意思。

当然，要想拍好孕妇照，孕妈妈也必须提前做好功课：

拍照时间。孕妇照拍摄最好选择在孕 7 月或孕 8 月，此时孕妈妈肚子明显隆起，母体和胎宝宝情况稳定，孕妈妈行动也还方便。拍摄前孕妈妈要提前跟影楼沟通预约，尽量选择人少的日子去拍，避免等待太久。宝妈我是孕 8 月去拍的孕妇照，正面看肚子大得没那么明显，侧面拍出来还不错。

影楼选择。随着孕妇照受到孕妈妈的广泛欢迎，因此很多影楼也增加了孕妇照拍摄项目，但不是所有的影楼都适合拍孕妇照。孕妈妈要选择有经验的孕妇照摄影机构拍摄，并提前跟摄影师沟通好自己的想法，让其根据自己想要的风格准备场景、服饰和道具等。现在网上团购的摄影机构很多，孕妈妈可以多选择几家进行比较。宝妈我去的影楼是宝爸选择的，由于没有事先做好沟通，到了现场，基本都随摄影师和化妆师选择服饰和场景，最后拍出来的效果宝妈我不太满意。

服饰选择。由于孕妈妈体型变化大，选择婚纱时最好选择米白色、香槟色或浅金色代替纯白色，避免显胖；面料上尽量选择产生柔和、收束效果的蕾丝较多的款式，避免有扩张效果的缎面面料；由于孕期双乳变大，孕妈妈应避免穿深V字领婚纱和抹胸，以免影响整体效果；婚纱尾拖避免太大太长，在保证孕妈妈身形修长的同时，减轻累赘，方便孕妈妈轻松活动。宝妈我拍的是大肚照，跟孕新娘有所不同，所以服饰选择上都尽量挑飘逸、柔和的。

拍摄技巧。孕妇照孕妈妈最好选择2～3组，这样半天基本可以拍完，避免孕妈妈太累。而3组中，至少有一组要秀出孕妈妈的大肚子，体现出"孕味"主题。在肚子上抹上一层亮亮的橄榄油，再画上一些小图案，如小宝宝萌萌的鼻眼口舌，或干脆印上宝爸的手印，都可以给圆鼓鼓的大肚皮加分。除了正面拍摄，孕妈妈也可以选择侧位，展示孕妈妈特有的曲线，也可以拍局部特写，充分体现出孕妈妈的风采。

最佳情绪。与个人写真不同，孕妈妈没必要表现出各种风格的自己。孕妇照中，虽不否认酷酷的风格也很迷人，但宝妈我建议以幸福为主题，表现出将为人母的幸福与期待，表现出孕期特有的感觉。因此，孕妈妈拍摄前需要做好情绪调整，以轻松的拍摄状态进入镜头。宝爸开车送宝妈我去拍摄的路上不小心撞了一辆奔驰S350，宝爸忙着后续处理工作，宝妈我一个人在影楼情绪有些低落，好在摄影师非常逗乐，很快将我的情绪调整了过来。

孕期"动一动"，你好胎也好

孕期坚持适当的有氧运动，对孕妈妈和胎宝宝可是用处大大。有氧运动有其强度及时间要求，却不会影响孕妈妈呼吸氧气。它不仅可以使孕妈妈身心舒畅，还能增进肌肉活动的协调性，帮助顺利分娩和产后身材恢复。此外，胎宝宝与孕妈妈血脉相连、息息相关，孕妈妈适当的有氧运动，可以促进母体血液循环，会增加对宝宝氧气和营养的供给，促进胎宝宝大脑和身体发育。

不仅如此，适当合理的有氧运动能促进孕妈妈的消化、吸收功能，增加肌肉力量，能减少孕期腰酸背痛，增加身体耐力；孕期适当合理的有氧运动还可以促进孕妈妈和胎宝宝的新陈代谢，调节血压、血糖，控制体重过度增加，减少孕期疾病的发生，增强孕妈妈体质的同时，提高胎宝宝的免疫功能。

有氧运动有很多，孕妈妈可选择些轻柔、有节奏的有氧运动来做，如散步、慢舞、打太极、做孕妇操、游泳等。孕早期，孕妈妈运动需以慢为主，散步、广播操（跳跃运动除外）都是不错的选择。孕中期，孕妈妈运动需以轻为主，专家推荐的运动有游泳、孕妇体操、慢舞、孕妇瑜伽等。此时也可以参加些健身项目，如慢跑、骑自行车等。孕晚期，孕妈妈运动的特点则为缓和，孕妈妈此时宜做拓展运动，加强盆底肌群的训练。

孕妈妈运动时要注意自身承受能力，疲累时就要及时休息。整个运动过程中，都应缓和进行，避免极度牵拉、跳跃及高冲击力的运动。运动时注意周围环境，避免去有污染的地方，运动前后都要及时补水。

第31周　太累了，我想休产假

也许是身体承受的负担重了，也许是工作量大了，总之，宝妈我觉得这个月格外的漫长，哪怕每天除了工作就是睡觉。之前宝爸出差是一周一次，周末好歹回来看看我，现在是直接派在杭州，想回来也没那么容易了。宝爸，宝妈我脆弱的时候你怎么就不在呢？孕检没有什么大问题，但最近身体总是不舒服，一个人好累啊，我想休产假了，等新同事招到了我就休假吧。

母子血型不合，莫非不是亲生的？

虽然中学的生物学中普及过父母与子女的血型遗传知识，但看到"母子血型不合"时，宝妈我第一想法就是：难道不是亲生的？电视剧里的滴血认亲是没有科学根据的，DNA 亲子鉴定才符合科学。

母子血型不合主要是孕妈妈和胎宝宝之间血型不合而产生的同族血型免疫疾病。此病会造成新生儿溶血症，主要是由于母亲为 O 型血，子女为 A 型或 B 型血的缘故。在正常的情况下，母体与胎宝宝的血液被胎盘中的一层膜隔开而并非相通，而这层膜通过物质交换保证了胎宝宝的营养和代谢物质的出入。如果孕妈妈血型为 Rh 阴性，宝爸为 Rh 阳性，而胎宝宝的血型是 Rh 阳性时，会发生 Rh 血型不合。当孕妈妈为 O 型血，宝爸为 A、B 或 AB 型血时，胎宝宝有可能发生 ABO 的血型不合症。这类情况在中国比较多见，不过病情轻，危害也相对较小。很不幸，宝妈我是 O 型血，宝爸是 B 型血，我和胎宝宝存在母子血型不合的可能。好在孕期一切正常，没有发生此类情况。

当胎盘的天然屏障膜遭到破坏时，胎宝宝就会有少量的血液流入母体。如果孕妈妈和胎宝宝血型不一样时，胎宝宝的血则会诱发母体产生抗体（同种免疫）。而母体产生的这种抗体又会通过胎盘进入胎宝宝体内，进而与胎宝宝红细胞发生作用，溶解胎宝宝红细胞，当较多的抗体进入胎宝宝体内时，便会破坏红细胞，导致新生儿溶血症，即常说的 ABO 溶血症。除了 ABO 溶血症外，还可发生其他血型系统的溶血症，但在中国以 ABO 溶血症最为常见。

新生儿溶血症对胎宝宝危害非常明显：情况轻微者表现为黄疸、贫血，宝宝脑神经核受损，可能导致抽风、智力障碍，严重时会导致胎死腹中。如果孕妈妈之前有过原因不明的死胎、死产及新生儿溶血症病史，那么再次妊娠还有可能产生母子血型不合性溶血。此时孕妈妈要及早检查，请医生指导，做好监护工作，对症治疗。

静脉曲张怎么办

有研究数据显示，大约有 1/3 的孕妈妈会产生不同程度的静脉曲张或微血管扩张。静脉曲张表现为孕妈妈小腿、大腿、外阴及颈部等处静脉扩张突出，皮肤上血管呈蓝色或红色蚯蚓般扭曲。静脉曲张发生轻微者发生部位疼痛酸麻，严重者会导致静脉栓塞或血栓性静脉炎，而发生在外阴处的静脉曲张会因为疼痛让孕妈妈坐立难安。

激素及血管压迫是造成孕期静脉曲张的主要原因。孕期，由于孕妈妈体内黄体素和全身血流量的增加，使静脉发生变化，血管壁扩张，原本闭合的静脉瓣膜分开，造成静脉血液逆流。加上逐渐增大的胎宝宝和子宫，对骨盆腔静脉和下腔静脉造成压迫，使下腔静脉血液回流不畅、压力升高，从而导致静脉壁扩张扭曲，曲张的静脉也会越来越明显。此外，有家族遗传史、血管先天静脉瓣膜薄弱而闭锁不全及孕期体重过重的孕妈妈，更容易发生静脉曲张。

为有效预防静脉曲张的发生，孕妈妈须从以下方面入手：①坚持适度运动，最好每天散步半小时，促进血液循环；②关注孕期体重增长速度，将体重增长控制在标准范围内，避免超重增加身体负担；③避免提重物，以免加重下肢负担；④多做深呼吸，促进腹部循环；⑤避免穿太紧的衣服、高跟鞋或长筒靴，避免久坐久站及久蹲，避免双腿交叉压迫；⑥远离酒精；⑦坚持左侧卧睡姿，睡觉时垫高腿脚；⑧洗澡水温避免过冷或过热，所处环境温度同理；⑨防止便秘，如有慢性咳嗽或气喘应彻底治愈，以减轻静脉压。

一般情况下，孕期静脉曲张不会对孕妈妈和胎宝宝造成全身性循环系统的障碍，产后也会逐渐恢复正常，特殊情况时，需就医检查确诊。

睡眠是孕妈妈最好的休息方式，如果睡眠不足，可引起孕妈妈疲劳过度、食欲下降、营养不足、身体抵抗力下降，会增加孕妈妈和胎宝宝感染的机会，可能导致多种疾病发生。好吧，宝妈我现在就处于这种状态，睡眠时间基本有保障，但是睡眠质量极差，多梦、易惊醒。

长期睡眠质量差导致宝妈我极易疲惫，加上工作上的压力和生活中的不便终于让宝妈我下定了决心：请产假。好在本周部门新人到位，领导看宝妈我精神状态不好，也让我就此休假，本周宝妈我的工作重点就是工作交接了。

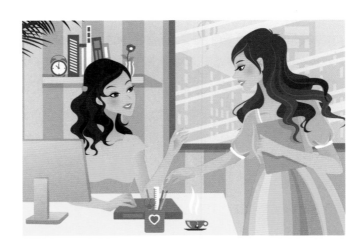

职场孕妈妈，平衡事业家庭很重要

现代绝大多数孕妈妈都是职场女性，拥有着一份自己的工作，追求经济独立和生活自由。而宝宝的诞生不仅仅是对孕妈妈职场的挑战，也是对以后生活方式的挑战。无论孕妈妈在职场上如何强势，生宝宝都会对其职业生涯有一定影响。

一面是自己追求的事业，一面是向往的家庭，眼看着离预产期越来越近，此时孕妈妈需要好好规划下自己的职业生涯。能做到家庭与事业兼顾当然更好，不能做到则根据不同阶段的生活重点考虑一下后面的安排。无论如何，保持心情畅快才是最重要的。

如果孕妈妈身体允许，最好坚持上班到预产期前一个星期，这样孕妈妈会有更多的休息时间用于身体恢复和陪伴新生儿宝宝。对职场孕妈妈来说，处理好产假与工作的关系非常重要。孕妈妈最好提前一个月提出产假申请，方便接手的同事事先熟悉孕妈妈所在岗位的工作，并做好沟通与交接工作。

1. 做好产假规划。事业与家庭兼顾是每个孕妈妈所乐意见到的，但工作中 3 个多月的产假可能会使孕妈妈在职场中失去竞争优势。因此，对于不想放弃眼前工作的孕妈妈来说，做好产假规划，保证假期不与工作脱节也十分必要。宝妈我纠结的是以后还有没有可能回来上班，毕竟宝爸在杭州，宝爷爷宝奶奶在老家，宝外婆在湖北，我一个人不可能带着孩子上班。

2. 做好工作明细表。孕妈妈可以提前做好工作交接准备，参照 "5W1H" 原则（WHAT/WHO/WHY/WHEN/WHERE/HOW），做好工作细节记录，罗列工作明细，方便接替的人迅速上手。之前，宝妈我在工作上曾传授过其他同事，因此产假请得非常轻松。

3．确认工作接手人，提前做好工作交接。提前申请产假的同时，孕妈妈需要跟领导沟通确认好工作接手人，并提前做好工作沟通，让对方早点熟悉工作内容，进入工作状态，以免发生意外。工作交接的事情也应该及早告诉平时与孕妈妈工作密切联系的同事或客户，方便后期双方工作沟通交流。

4．产假期间与公司保持联系。产假期间经常与领导和工作接手人保持联系，了解关心接手人目前的工作状态，必要时提供指导和帮助，确保不与公司脱节，为产假后重返职场做准备。

5．假期结束前做好工作规划。产假过得很快，孕妈妈要在产假结束前收心并准备进入工作状态。可以提前向领导、同事及工作接手人了解工作进展及相关变化，并按照之前的工作明细表了解目前的工作状况，以便迅速进入状态。

对话胎教，借机拉近与胎宝宝的感情

医学研究发现，胎宝宝意识萌芽于孕7月、孕8月，这两月内胎宝宝脑外层的脑皮质发达，脑神经发育水平与新生儿相当，此时的胎宝宝已经是一个能听、能看、有思想、有感情的"小人"了，此时孕妈妈可以将胎教重点放在与胎宝宝的对话上。

这个时期胎宝宝已经具有辨别各种声音的能力，并通过神经管传达给身体的各个部位，做出相应反应，所以孕妈妈应该抓住这一时机经常对胎宝宝进行对话训练。与胎宝宝亲密对话，能够有效消除胎宝宝不安感。这样胎宝宝出生后会马上识别出父母的声音，能消除由于环境的突然改变而带来的紧张与不安。

坚持对话训练一段时间，孕妈妈就会发现，有些特别的字或句子可以引起胎宝宝的特定反应。借着胎宝宝不同的反应，孕妈妈和宝爸可以与胎宝宝形成良好的互动、沟通，达到"母子情深""父子连心"的感情联系作用。

此外，对话训练也可以培养胎宝宝的语言能力。不要小看胎宝宝的语言学习能力，经常进行对话训练，认真、耐心地进行语言引导，胎宝宝出生后在听力、记忆力、观察力、思维能力和语言表达能力上将会大大超过未经过训练的宝宝。

爸爸小记八月特别篇

老婆大人安心休假，一切有我在

又到了公司一年一度最忙碌的时候，老婆大人的工作量陡然上升，加上另外一个同事离职，她又多承担了半个人的工作。每天工作下来，老婆大人直接躺床上叫腰疼。一直叫她请假休养，她却要坚持到预产期，原因是他们部门经理原来就坚持到分娩前一天，而且是半夜破水才直接住院分娩。可是老婆大人怎么就不看看部门那个刚离职的小姑娘呢，人家一怀孕就直接离职休养去了。

刚进入孕 8 月，老婆大人偶尔会哼唧一下想休产假，本月过半时，她就时不时喊着要休假了。而此时，我又直接被老板调往杭州打理他的另一家公司，只能周末回来照看她。宝爷爷宝奶奶在老家，不可能离开老家来照顾她，而我以后估计就固定在杭州了。这也就意味着，老婆大人此次休假就是离职了，毕竟孩子需要人带。去杭州离老家更远了，老婆大人以后得待在我老家，人生地不熟，语言不通，风俗迥异，不知道她能否适应。

担心归担心，不过在老婆大人面前坚决不能表现出担忧，还得安慰她一切 OK。陪着她办完产假交接手续，收拾好行李，退掉租房，然后带着她好好逛了逛这个城市，在这里我们相识相恋相守，在一起待了两年多。

陪老婆大人回到老家过了五一节，然后带着她直接到杭州养胎。工作那么久，暂住美丽杭城应是不错的选择。没事出去散散步，小游附近的景点，逛逛图书馆、美术馆之类，观看各种展览，品尝下特色小吃，应该符合老婆大人的口味。至于其他的，老婆大人不用担心，只管安心休假，一切有我在。

西子湖，我们来了！

孕8月　肚子好重，腰好痛，好想睡个安稳觉

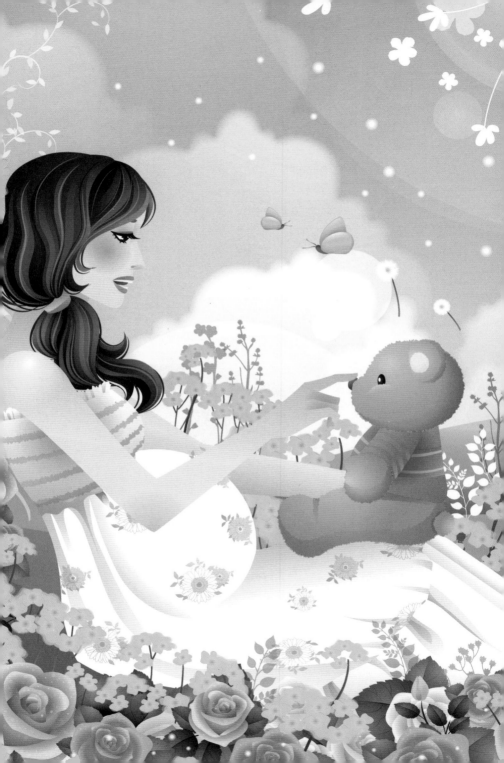

孕9月　医生，可以少做点超声波检查吗

恭喜各位孕妈妈，此时胎宝宝各个器官已基本发育完成。孕妈妈一定要保持良好的心态，等着和正蠢蠢欲动想出来的宝宝见面吧。

本月胎宝宝胎长 46 ~ 50 厘米，胎重 2000 ~ 2800 克。第 33 周时，胎宝宝的呼吸系统、消化系统已近成熟。第 34 周时，胎宝宝将身体转为头位，头朝下、身体朝上，并将头部进入骨盆，为分娩做好了准备。到第 35 周时，胎宝宝的听力已充分发育，能够对外界的声音做出反应，并表现出喜欢或厌烦的表情。此时胎宝宝的身体呈圆形，由于皮下脂肪的逐渐丰富，皮肤的皱纹、毳毛也随之减少，指甲长到指尖部位，但皮肤依然是不同于正常人的淡红色。此时胎宝宝肺部已基本完成发育，存活概率为 99％。到 36 周时，胎宝宝肾脏发育完全，肝脏也已能够处理一些代谢废物。

随着胎宝宝的胎动，小家伙的手肘、小脚丫和头部可能会清楚地在孕妈妈的腹部突现出来。

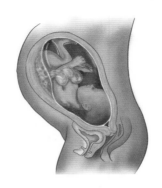

此时，胎宝宝性器官已经发育齐全，男宝宝的睾丸已经降至阴囊中，女宝宝的大阴唇已隆起并左右紧贴在一起。本月末，胎儿各系统发育较完善，生存能力较强，此时的早产儿较易存活。

第33周 孕9月来了，宝宝出生还会远吗?

进入孕9月，临产曙光在望，孕妈妈此刻就像即将凯旋的战士，心情激动而复杂。生宝宝的心情不亚于如临大敌的那份复杂心情，谁知道这个小可爱会为自己平静的生活掀起怎样的波澜。本周孕检数据：32周＋5天，体重59kg，宫高29cm，腹围85cm，胎位ROA，胎心167次/分，吸氧后150次/分。

超负荷孕 9 月，谨防并发症

本月进入妊娠后负担加重的关键时期，此时孕妈妈很容易出现一些妊娠并发症，之前出现过或没出现的一些症状，此时可能都会汇聚到孕妈妈身上，尤其有内外科疾病及病史的孕妈妈，更要做好定期孕检，预防病情加重。

出血。孕晚期的孕妈妈可能会出现出血情况，这里的出血可不是见红，此时的孕妈妈感觉良好，出血前也没有明显特殊征兆，如宫缩及腹痛。此时孕妈妈出血多由前置胎盘和胎盘早剥导致，部分孕妈妈可能出血多且不止，濒临休克，胎宝宝可能由此导致宫内死亡。因此，孕妈妈要提防孕晚期无痛性阴道流血，一有情况应立即到医院诊断治疗，在医生监护下继续妊娠，必要时进行剖宫产结束妊娠。同时，孕妈妈应加强产前检查，积极预防与治疗妊高征，尤其是对合并高血压病、慢性肾炎等高危妊娠，需要加强监管。

羊膜破裂（胎膜早破）。俗称破水，即孕妈妈临产前发生胎膜破裂，导致羊水从阴道流出。孕妈妈一旦出现阴道流水的情况，要立即去医院检查。胎膜破裂后，胎宝宝的天然羊膜保护层遭到破坏，增加感染风险，同时容易造成脐带脱垂，导致胎宝宝死亡。本月孕妈妈应禁止性生活，同时避免剧烈运动，防止造成胎儿早产。

宫缩频繁。孕晚期，孕妈妈偶尔会有肚子痛的感觉。这种痛伴随着宫缩，刚开始可能感觉不大，越往后这种无效宫缩出现频率越高，并逐渐增强且规律。过于频繁的宫缩，如果不是分娩，也容易造成胎宝宝宫内窘迫，因此如果宫缩频繁且持续时间长，孕妈妈则需要立即就医，并进行胎心监护确认胎宝宝宫内健康状况。当宫缩规律且逐渐增强，每次持续 30 秒以上，间隔 5 ～ 6 分钟发动一次时，恭喜你，这是分娩的前兆，胎宝宝即将出生。

胃灼热。由于孕妈妈内分泌发生变化，胃酸返流，刺激食管下段的痛觉感受器，从而引起胃部灼热感。此外，由于此时增大的子宫和胎宝宝压迫胃部，其压力导致胃排空速度减慢，胃液在胃内滞留时间较长，胃酸也因此容易返流到食管下段，造成胃灼热。这种胃灼热在分娩后会自行消失，为预防和缓解胃灼热，孕妈妈进食时应细嚼慢咽，少吃多餐，每次避免吃得过饱，饭后适当散步，睡前可以喝一杯热牛奶。

严重便秘。孕晚期，由于孕妈妈活动减少，胃肠蠕动相对减少，食物残渣在肠内停留时间长，就会造成便秘或导致便秘加剧，甚至引起痔疮。促进肠道蠕动，孕妈妈可以喝些酸奶，多吃富含膳食纤维的食物，如全麦面包、芹菜、胡萝卜、白薯、土豆、豆芽、菜花等。此外，孕妈妈还需坚持适当的户外运动，并养成每日定时排便的习惯。

晚期先兆流产。孕晚期先兆流产主要体现为阴道有少量出血，有时伴有轻微下腹痛，下腹部规则性宫缩痛；胎动有下坠感，并伴有轻度腰酸腹胀。孕妈妈一旦发现有先兆流产的迹象，应立即就医以明确病因和胎宝宝的状况。预防晚期先兆流产，孕妈妈要保持良好的生活规律；穿平底鞋，保持衣服宽松，不要束紧腰带；注意个人卫生，养成定时排便的习惯；保持心情舒畅，定期做产前检查。

胎位不正，影响正常分娩

胎宝宝在子宫内的位置叫作胎位。胎宝宝在子宫内正常的胎位应为枕前位，即头部朝下、臀部朝上，整个身体俯屈，四肢屈曲交叉抱于身前，整个身体像个椭球形。除此之外的胎位均为异常胎位，妊娠 28 周后，异常胎位可以经腹部、阴道、B 超检查证实。

妊娠中期，胎位异常影响不大，随着孕周的增加和预产期的临近，大都会转为正常胎位。如果妊娠后期胎位仍然未能恢复，则视为"胎位不正"。正常胎位分娩时，胎宝宝头部先娩出，而胎位不正时，胎宝宝很可能脚、腹部等先露出母体外，而头部却还滞留在产道内，导致宝宝呼吸困难，加大分娩风险。

胎位不正的类型有臀位、枕后位、颜面位、横位、足位、斜位等，其中以臀位及枕后位最为常见，横位危险性最大。引起胎位不正的原因目前没有确切答案，可能因素有：子宫发育不良或子宫畸形、胎头入盆受阻、骨盆狭小、经产妇腹壁松弛、盆腔肿瘤、胎儿畸形、羊水过多、双胎或早产儿，等等。异常胎位在分娩时可能引起难产，如巨大胎儿等，多需手术助产。如处理不当，甚至会危及孕妈妈及胎宝宝的生命。

如果胎宝宝胎位为横位且无法纠正，孕妈妈应做选择性剖宫产。横位胎位在分娩时如果没有得到及时处理，可能会导致脐带脱垂、胎死宫内，甚至有子宫破裂的危险。臀位胎位的孕妈妈破水后，可能会导致脐带脱垂，如果分娩过程中胎头不能先娩出，则会造成胎儿宫内窒息甚至死亡。臀位分娩的孕妈妈，初产妇大都选择剖宫产；经产妇，如果胎宝宝较小而孕妈妈骨盆够大，则可考虑阴道分娩。

由于胎位不正会给孕妈妈分娩带来不同程度的困难和危险，所以孕妈妈要定期做孕检，预先诊断出胎位不正，按照医生的指导，及时治疗，尽量在早期纠正胎位。如果不能转为头位，孕妈妈需要先做好分娩方式选择，提前住院待产，可以预防分娩时胎位不正及避免因胎位不正造成的严重后果。

孕妈妈可以采用胸膝卧位帮助纠正胎位不正，借胎宝宝重心的改变，促进胎宝宝转为头位。这种方法主要要求孕妈妈保持头低臀高的姿势。做胸膝卧位最好空腹，并提前解小便，松解裤带。孕妈妈可跪在硬板床上，胸部和膝盖着床，胸部垫一个枕头并尽量靠近床面，两手前臂上屈，臀部抬高，大腿与床成直角。每日早中晚各一次，每次 10 ~ 15 分钟，每周检查一次，确认胎位是否转正。

如果孕妈妈采用胸膝卧位也不能纠正胎位，可以在孕30 周以后，由医生通过手推等动作倒转胎宝宝胎位。这种方法有专业技术要求，孕妈妈在家不能自己进行。

第34周　B超，想说爱你不容易

怀胎十月，孕妈不仅身体得到了充分的补充，这医学知识也是增长不少。平时再不食人间烟火的孕妈妈，此刻也是上得了班，挤得了公交，指挥得了平日大大咧咧的宝爸爸，更能就各种冷门生僻的医学术语侃侃而谈，各种检查医学报告数据清单细心分析，即便是英文缩写与数据扎堆的 B 超单也难不倒我们孕妈妈。

孕期 B 超做几次？

超声波早在 70 多年前就开始应用于医学临床上，与 X 射线对人体有明确伤害不同，超声波对人体有伤害目前还没有权威性定论。B 型超声波检查是医生诊断胎宝宝成长发育情况的重要工具，它在为医生的工作提供便利的同时，却也饱受孕妈妈的质疑。

尽管大多数学者认为 B 超对胎儿没有肯定的伤害，但不可否认 B 超作为一种高强度且穿透力强的脉冲超声波，对处于敏感期的胚胎和胎儿可能会产生不良影响。经我国医学专家实验表明，超声扫描可致染色体 DNA 受损，同时 B 超检查对孕早期绒毛超微结构、细胞膜有直接损害作用。此外，还有国外专家实验证明，B 超可能会影响女婴将来卵巢所承担的生育和调节月经功能。为保险起见，早期孕妈妈应慎做或不做 B 超。如果孕妈妈有特殊情况必须要做 B 超，应以小剂量、小辐射强度和最短辐射时间为原则，不要因为某些非医学诊断需要而进行多次超声波检查。

但这也并不意味着做 B 超检查越少越好，要根据孕妈妈的身体情况需要进行必要的检查。通常医生会要求孕妈妈在孕早、中、晚期各进行一次全面的 B 超检查。通过对孕妈妈的B超检查，可以查看胎宝宝的生长发育情况，能够帮助医生及时判断胎宝宝是否有先天性缺陷及宫内危险。尤其对于孕早期阴道流血却不明原因的孕妈妈，通过B超检查可以确定胎儿是否存活、是否有宫外孕、是否有先兆性流产、胎儿有无异常及能否继续妊娠。此外，当出现孕周与孕妈妈腹部大小不符、胎儿排畸、怀疑胎位不正、超过预产期等情况时，孕妈妈需要通过B超确认宫内胎宝宝的健康状况。

孕早期（停经6周后，若无身体异常，建议延迟到18～20周）。停经6周后孕妈妈通过B超检查确认是否是正常妊娠或双胎、葡萄胎等；若选择18～20周检查时，除了确定胎数、排除宫外孕及葡萄胎等，还可以查看胎宝宝脏器有无异常。

孕中期（28～30周）。此时B超检查可以了解胎宝宝组织器官发育情况、胎宝宝是否存在畸形、胎位及羊水量。

孕晚期（37～40周）。此次B超可以明确胎位、胎儿大小、羊水多少、胎盘成熟度及胎儿有无脐带绕颈，并做临产前的评估，预测孕妈妈是否能够自然分娩。

宝妈我非常悲剧，整个孕期因为各种原因前后将近做了10次B超检查。当然，孕妈妈也不要因为多做了几次超声波检查就忧心忡忡，要知道孕妈妈的不良情绪带给胎宝宝的负面作用可能远远大于超声波对胎宝宝的影响。

B超数据要明了

对于孕妈妈来说，无论是怀孕前的妇科体检，还是怀孕后对胎宝宝进行排畸检查，B超总是出现在自己的视野中。而很多孕妈妈更多的都是听从医护人员安排，被动地做B超检查，对B超单上的信息更是知之甚少。

胎囊（GS）：又名孕囊，仅在孕早期可见，一般附着于子宫宫底、前壁、后壁、上部、中部。通常孕妈妈停经35天后可见宫腔内清晰胎囊，其形态圆形或椭圆形，正常；如胎囊位于子宫下部且形状模糊、不规则，孕妈妈同时伴有腹痛或阴道流血，则存在流产可能。正常胎囊直径大小为：孕6周时约2厘米，孕10周时约5厘米。

胎心（H）：通过B超检查，胎心跳动最早可见于孕6周末。此外，孕妈妈可以通过胎心仪监听胎宝宝的胎心。正常胎心强而有力，胎心频率正常为每分钟120～160次。

胎芽（FE）：胎芽即未成形的早期胎儿，通过B超怀孕6～7周时即可见胎芽。

头臀长（CRL）：即胎宝宝头与臀之间的距离，表示胎体纵轴平行测量最大的长轴，主要用于判定孕6～13周的胎龄。计算公式为：估计孕龄（周）＝头臀长＋6.5(cm)。

双顶径（BPD）：又称头部大横径，即胎宝宝头部从左到右最长部分，其数字会随着孕周的变化而变化。主要用于推定胎儿的体重和发育状态，还可以帮助判断胎宝宝大小是否与怀孕月份相符。通常，孕28周时约为7.0cm，孕32周时约为8.0cm，孕8月以后，平均每周增长约为0.2cm，孕足月时双顶径应达到9.3厘米或以上。

枕额径（OFD）：又称前后径，即胎宝宝鼻根至枕骨隆突的距离，妊娠足月时均值为11.3cm。分娩前，胎头以枕额径进入骨盆腔后，胎头枕部遇肛提肌阻力，会变胎头枕额径为枕下前囟径，称为俯屈。

头围（HC）：即胎宝宝环头一周的长度，可以此数据来判断胎儿发育情况和孕周。

胎头（FH）：胎宝宝正常的胎头为轮廓完整、脑中线无移位和无脑积水。

股骨长（FL）：又称大腿骨长，即胎宝宝大腿根部到膝部间股骨的长度。结合 BPD 数值，可帮助判断胎儿体重及胎儿发育是否与怀孕月份相符。正常的股骨长度值与相应的怀孕月份的 BPD 值差约 2～3cm。

腹围（AC）：即胎宝宝肚子一周的长度，可以帮助判断胎宝宝的大小，是否存在发育迟缓。

胎位：即胎宝宝在子宫里的姿势和位置，具体是指胎儿先露的指定部位与母体骨盆前、后、左、右的关系。胎位直接决定孕妈妈是否能顺产，而最好生的胎位为左枕前（LOA）。其余胎位还有顶先露、臀先露、面先露及肩先露。顶先露有6种胎位：左枕前（LOA）/左枕横（LOT）/左枕后（LOP）/右枕前（ROA）/右枕横（ROT）/右枕后（ROP）；臀先露有6种胎位：左骶前（LSA）/左骶横（LST）/左骶后（LSP）/右骶前（RSA）/右骶横（RST）/右骶后（RSP）；面先露有6种胎位：左颏前（LMA）/左颏横（LMT）/左颏后（LMP）/右颏前（RMA）/右颏横（RMT）/右颏后（RMP）；肩先露有4种胎位：左肩前（LScA）/左肩后（LScP）/右肩前（RScA）/右肩后（RScP）。

胎盘（PL）：又称胞衣、衣胞、紫河车、胎衣、胎膜，它是母体与胎儿间进行物质交换的器官。正常足月胎盘的厚度应为 2.5 ～ 5cm。

胎盘分级（GP）：一般胎盘分为0、Ⅰ、Ⅱ、Ⅲ级。0级多出现于0～28周；Ⅰ级为胎盘成熟的早期阶段，多见于26～36周；Ⅱ级表示胎盘接近成熟，多见于30～40周；Ⅲ级一般出现于34周以后，此时胎盘已经完全成熟并趋于老化，并有很多钙化点，一般虽不威胁胎宝宝生命，但不利于胎宝宝吸收营养物质，亦应引起重视。

羊水(AMN)：即怀孕时子宫羊膜腔内的液体，是维持胎宝宝生命所不可缺少的重要成分。羊水的成分98％是水，另有少量无机盐类、有机物激素和脱落的胎儿细胞，临床上是以300～2000ml为正常范围。

羊水深度（DVP）：它是判断羊水多少的一个重要指标，正常值为 3 ～ 8cm。

羊水指数（AFI）：以孕妈妈脐部为中心，分上下左右4个区域，将 4 个区域的羊水深度相加得到的数值为羊水指数，羊水指数的正常值是 5 ～ 18cm。

脐带（Cord）：连接胎宝宝和胎盘的管状结构，由两条动脉和一条静脉构成。通常，脐带应漂浮在羊水中，如在胎宝宝颈部见到脐带影像，可能为脐带绕颈。

脐动脉血流阻力指数（RI）：测定脐动脉血流阻抗（显示胎儿与胎盘之间循环状况）的指标，随着妊娠时间推移呈降低趋势，可以以此帮助判断胎宝宝发育是否正常。

胎儿脐动脉收缩压与舒张压比值（S/D）：胎宝宝脐动脉收缩压与舒张压的比值与胎宝宝的供血相关，当胎盘功能不良或脐带异常时，此比值会出现异常。正常情况下，随孕周增加胎儿需要增加，S 下降，D 升高，使比值下降，近足月妊娠时 S/D 小于 3。

　　正常情况下，孕妈妈孕期早中晚各需要做一次详细的超声波（B 超）检查，确定胎宝宝双顶径大小、胎盘功能分级、羊水量等，评估胎宝宝的体重及发育状况。一旦检查结果发现胎宝宝体重不足，孕妈妈就应针对性加强营养；反之则须控制饮食，防止巨大儿产生。下个月孕妈妈做最后一次 B 超检查，通过了解胎位、胎儿大小、羊水多少、胎盘成熟度及胎儿有无脐带绕颈等，做临产前的评估，确定最后的分娩方式。

第35周　羊水啊，我该拿你怎么办？

　　产假刚开始闲得宝妈我有些无所适从，在杭州陪宝爸的两周内，宝妈我约了在杭州的朋友去西子湖散步，去美术馆看画展，去清河坊戏耍，吃喝玩乐很惬意。但是眼看着预产期越来越近，考虑到以后宝宝的照看及成长需要，谢绝了老板的多次挽留，本周宝爸最终选择了辞职带着我回到老家所在的城市。为了即将出世的宝宝，宝爸和宝妈一时间成了失业一族。

　　去杭州前，宝妈我常规孕检一切正常，但后期可能会出现羊水偏少。回到家乡，宝妈我和宝爸又花时间和精力去熟悉了当地的医院，为接下去的孕检和分娩做准备。至于羊水，宝妈我已经很卖力地去补了，却依然没办法达到医生要求的每两小时 1600 毫升，难过啊！

我的怀孕40周 MY FORTY WEEKS OF PREGNANCY

羊水，宝宝的保护之水

羊水，即孕妈妈子宫羊膜内包绕在宝宝周围的无色透明液体，它是维持胎宝宝生存的重要成分。在胚胎形成之前，羊水就会撑开厚实的子宫壁，为胎宝宝提供生长发育所需的空间。它的功能还包括：子宫遭受外力冲击时的缓冲剂、维持稳定的温度、分析成分来了解胎儿的健康情况与成熟度等，而且阵痛时借着水囊传导压力亦可协助扩张子宫颈。

羊水是包绕在胎宝宝周围的液体，能防止胎体粘连，同时形成保护层，能缓和腹部外来压力或冲击，避免胎宝宝直接受到外界挤压伤害；羊水还能够参与胎宝宝的新陈代谢，减少胎动对孕妈妈造成的不适感；妊娠期间，羊水维持子宫内恒温恒压，保证胎宝宝有一个稳定的生长环境；羊水中的部分抑菌物质，有助于减少宫内感染；分娩时，羊水形成水囊传导压力，可以协助子宫颈的扩张；宫缩时，羊水可以缓冲子宫对胎宝宝尤其是胎头的压迫；破水后，羊水对产道有一定的润滑作用，能促使胎宝宝顺利娩出。

此外，孕妈妈还可以通过分析羊水成分来了解胎宝宝的成熟度和健康状况，即我们常说的羊水检查。羊水检查最好选择在妊娠 16 ～ 20 周期间，通过羊膜穿刺术，采取孕妈妈宫内羊水进行检查。羊水检查项目包括细胞培养、性染色体鉴定、染色体核型分析、羊水甲胎蛋白测定、羊水生化检查等，除确定胎宝宝成熟程度和健康状况外，还可以诊断胎宝宝是否正常或是否患有某些遗传病。

羊水内 98％ 的成分是水，其余由无机盐、有机物激素和脱落的胎儿细胞组成。羊水量是评估怀孕正常与否的重要指标之一，羊水量的多寡因人而异，通常随着妊娠周数增长而逐渐增加，一般到孕 38 周时为 1000ml 左右，足月时约为 800ml，过了预产期则显著减少，临床上以 300 ～ 2000ml 为正常范围。此外，羊水深度和羊水指数也可以用来描述羊水多少，二者的正常值分别为 3 ～ 8cm 和 5 ～ 18cm。超过了正常范围称为"羊水过多"，低于正常范围则称为"羊水过少"，这两种状况都是孕妈妈需要特别注意的。

过犹不及，羊水过多与过少

羊水对胎宝宝非常重要，而一旦超过正常范围导致羊水过多或者羊水过少，都是胎宝宝存在危险的信号。

羊水过多

目前，医学上对于羊水过多的原因还没有完全弄清，就目前而言，主要包括以下方面：①妊娠期孕妈妈和胎宝宝的各种疾病，如糖尿病、妊高征、肝炎、严重贫血、血型不合等；②双胎或多胎妊娠，尤其是单卵双胎；③胎儿畸形，如神经管缺陷、脑积水和消化畸形等；④胎盘脐带突变，如胎盘绒毛血管瘤、羊膜绒毛膜炎、帆状脐带等；⑤其他不明原因。

通常，羊水过多的孕妈妈由于子宫较大，可出现憋气、呼吸困难、上腹部不适、不能平卧。此时的孕妈妈宫高、腹围和体重曲线都明显比正常孕周大，腹部皮肤张力大，且因为过度伸展而发生水肿。此时胎宝宝胎位很难摸清，胎动微弱，胎心遥远。

羊水过多容易引发妊高征、子宫伸张、早期宫缩、宫缩乏力、胎位异常、早产、羊膜破裂、羊水流失、胎盘早剥、脐带脱垂等，分娩后出现产后出血的可能性也会高很多。

一旦诊断为羊水过多症，医生则会对孕妈妈和胎宝宝做广泛性的检查，弄清孕妈妈羊水过多的具体病因，然后根据其病因采取不同的处理方式。此时孕妈妈要配合医生治疗，切不可盲目坚持妊娠。同时孕妈妈要减少盐的摄入，多吃高蛋白质的食物，饮食宜少而精；多卧床休息，避免早产。

宝姑姑孕期因为羊水过多折腾了一段时间，主要采取保守治疗和饮食控制，后来情况明显好转。原本宝妈我还担心自己会不会出现羊水过多，结果却是一直羊水偏少。

羊水过少

由于羊水生成及循环机制尚未完全明确，因此，羊水过少的病因也未完全明了，大致包含以下方面：①胎儿畸形导致胎宝宝尿少或无尿，如先天性肾缺如、输尿管或尿道畸形等；②胎儿宫内发育迟缓，慢性缺氧引起胎儿血液循环重分配，主要供应脑与心脏，肾血流量减少导致胎尿生成减少；③过期妊娠，胎盘功能减退、灌注量不够，造成胎儿脱水；④羊膜病变及其他不明原因。

羊水过少会导致胎儿活动受限，如果孕妈妈在孕早期出现羊水过少，可能会出现胎膜与胎体粘连，造成胎儿畸形，胎宝宝大都很难妊娠到最后，多以流产告终；如果发生在孕中晚期，因为缺少羊水的保护，子宫四周的压力直接作用于胎儿，容易引起胎儿肌肉骨骼畸形；孕晚期及分娩时，羊水过少可能会导致胎儿窘迫及新生儿窒息，增加围生儿死亡率。

羊水过少时，孕妈妈在胎动时会常感腹痛；腹围、宫高均低于同期妊娠者；子宫敏感性高，轻微刺激下也会引起宫缩；临产后阵痛剧烈，宫缩多不协调，宫口扩张缓慢，产程停滞或延长；破膜后羊水少，羊水呈黏稠的黄绿色。

羊水过少是产科重点关注问题之一，须引起孕妈妈重视。孕妈妈一定要做好孕检，及时发现各种孕期风险，一旦确诊为羊水过少，则需采取针对措施进行保胎，必要时须终止妊娠。羊水过少与宝妈我非常有缘，中途因其住院保胎，后期因其剖宫产，总之我很认真地听从医嘱，最后顺利生下健康宝宝。

第36周 第七次孕检，羊水太少了，住院保胎

本周，第七次孕检，此次孕检结果：35周＋5天，血压109/73mmHg，体重62kg，宫高30cm，腹围89cm，胎位LOA，胎心145次/分，心电图检查结果心律失常，B超检查双顶径88mm，头围316mm，腹围295mm，股骨64mm，S/D：1.7，羊水指数4.7。因羊水过少直接被勒令住院保胎，并建议必要时行剖宫产保胎。

坎坷孕程，宝宝要加油！

担忧成真，本周，宝妈我以LOA待产、羊水过少、心律失常状态入住市妇幼医院保胎。入住当天，体温36.7℃，脉搏88次/分，呼吸20次/分，血压114/70mmHg，情况尚可，神志清

醒，自主体位，无病容，心率78次/分，心律不齐，可闻及早搏，约4次/分，心音有力，未闻及病理性杂音，未闻及心包摩擦音，肺部听诊无殊，腹隆与孕周相符，腹软，无压痛。

本以为羊水过少已经够宝妈我头疼了，不想心脏此时也闹起了别扭。从大学开始，宝妈我做心电图测试，结果就时正常时不正常，除了容易疲惫，因为对生活没有其他影响，宝妈我也一直没放心上。而此次心电图检查结果为窦性心律，频发房性期前收缩伴室内差异性传导，频发交界性前期收缩。心超确认检查结果为左心室偏大，三尖瓣轻度反流。

入院后，宝妈我先是完善必要的产检，医院同时加强了母胎监护，请内科专家针对宝妈我的心脏问题予以会诊。对羊水过少状况做出治疗方案：硫酸镁针40ml加入5%葡萄糖注射液500ml静滴改善胎儿宫内循环，检测镁离子，查镁离子0.74mmol/L。经过连续3天、每天连续10小时的盐

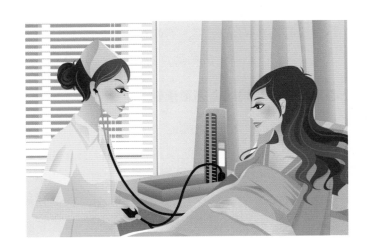

水输液，心律失常暂时无法治疗，但羊水状况一有好转，宝妈我就坚持要出院。出院时检查结果：胎头位于耻骨上，颅骨光环完整，口唇显示，脊柱连续性好，胃泡可见，肠管无扩张，双肾可见，膀胱显示，胎动有。胎盘位于后壁，胎盘分级Ⅱ，双顶径（BPD）：90mm，头围（HC）：323mm，腹围（AC）：312mm，股骨（FL）：64mm，脐动脉（S/D）：1.6，RI：0.37，羊水指数（AFI）：89mm；单活胎晚孕，头位；胎心监护：胎心132次/分，反应型。

出院后，宝妈要坚持左侧卧休，每日自数胎动3次，并做好定期产前检查；3天后还需门诊复查B超及胎心监护；如果出现胎动减少、腹痛、阴道流血流液等情况来医院就诊。

又是B超，这个月我都做了4次B超了。羊水问题虽有好转，但是仅仅是在正常范围的最低值边缘，情况依然不容乐观。就目前的心脏承受能力来看，宝妈我极有可能会采取剖宫产分娩。由于宝妈我的事情一出，宝爸也没心思去找新工作了，坚持要陪我到宝宝出生。

心态啊心态，担忧无用，不如开心点，以自己的好心情感染随宝妈我一直坎坷的胎宝宝。

心情胎教，孕妈妈心态很重要

生宝宝的心情不亚于如临大敌的那份复杂心情，谁知道这个小可爱会为自己平静的生活掀起怎样的波澜。进入这个非常时期——孕9月，孕妈心情也开始变得阴晴不定。各种担忧各种不方便各种不顺心，身体失衡，行动笨拙，心情抑郁。这个时候孕妈要好好调节自己的心情，此时宝爸及身边的亲人都要帮孕妈妈做好产前疏导。要知道，孕妈妈的好心情不仅有利于胎宝宝顺利分娩，而且也是心情胎教的必要条件。

此时孕妈妈可根据自身爱好，做一些自己喜欢的事情，如唱歌、绘画、编织等，分散注意力，消除身心上的消极情绪。宝妈我湖北老家的孕妈妈们都会利用孕期给宝宝织些毛衣、袜子等，而宝妈我没学会织毛衣，也没那个耐心，只是给宝宝织了一顶萌萌的帽子，剩下的时间都用来画数字油画和绣十字绣了。值得肯定的是，一旦进入状态，宝妈我就乐在其中了，看到满屋子都挂满了我的作品，宝妈我更高兴。尤其是胎宝宝的小屋，都由我亲手布置。

孕9月，胎宝宝的听力已健全，孕妈妈可以多抽些时间听胎教音乐。在充满轻柔悦耳的音乐的房间里，宝妈我乐呵呵地为宝宝织帽子，整理衣服。在音乐的节奏中，想象着腹中的胎宝宝欢快迷人的脸庞和体态，出生后穿上我手中的衣服，甜甜地喊我"妈妈"，这些都是潜意识中与胎宝宝的感情交流，有助于培养母子感情。同时，孕妈妈要和宝爸共同创造和谐乐观的家庭氛围，共赏音乐，畅谈感受，一起垂钓河边，踏青散步，赏摄影艺术，看经典影视作品等，孕妈妈和宝爸爸一起努力，使孕期生活充满高尚情趣，富有活力，使胎宝宝在快乐轻松的胎教环境中获得良好的心灵感受，促进小家伙健康成长。

爸爸小记九月特别篇

准爸爸，真正的挑战来临

老婆大人，你知道吗？比起之前双侧脉络膜囊肿的那个月，本月我更觉难熬。老婆大人你一直不爱喝水不爱吃水果，就算喝水和吃水果从你生活中消失也对你造成不了任何影响。老婆大人，你知不知道因为你的洁癖每个月用的水有多少，为什么就不能喝一点呢？虽然考虑到宝宝需要，你吃了些水果，但是那远远不够，所以你本月孕检B超一出来就因为羊水过少被医生勒令住院，甚至都不能回家收拾准备。

送老婆大人你到病房安顿好后，我一个人赶回家去收拾东西再过来陪护。对于我自己的病痛什么的我都无所谓，但是我不能接受你们娘俩有任何状况发生。一想到老婆大人你有可能要剖宫产，宝宝会成为早产儿，我就说不出的难受与担心。可是面对更难过与自责的你，我什么责备的话也说不出来，这不是你一个人的错。

再回到医院时，天已经全黑了，进入病房时别的病床前都有家属陪伴，而老婆你一个人孤零零地躺在那里发呆。鼻子一酸，我连忙张罗你吃从家里带来的饭菜，然后去卫生间洗水果。我知道只要我把水果洗好切好放你面前，你就会吃很多。而你明明不爱喝水，却坚持喝到反胃想吐。住院3天，看到你一瓶盐水从天亮挂到天黑，手上都是针眼，还不停地接受各种检查，我也感受到了前所未有的压力。

所幸保胎成功，看到你在医院那么萎靡，也不愿住院，最终我选择带你回家了。还有最后一个月，老婆大人再辛苦一段时间，我们一起为咱们的健康宝宝而努力。等宝宝出生后，我一定多多承担照顾宝宝的责任，不会再让你一个人辛苦了。

　　作为准爸爸，真正的挑战来临了！

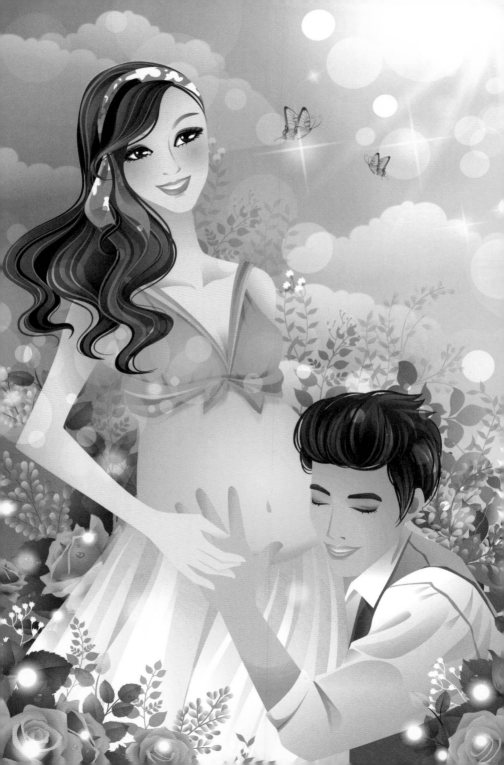

孕10月 一周一检，分娩前的冲锋号

孕妈妈，恭喜你，你已进入怀孕的最后阶段，你们母子很快就可以见面啰！

到了最后一个月，孕妈妈要好好休息，密切注意自己身体的变化，随时做好产前准备。在这几周中，会感到身体越来越沉重，孕妈妈也要特别注意小心活动，避免长期站立，洗澡时要更加小心、谨防滑倒等。同时，越临近预产期，孕妈妈可能会发现无法自由控制自己的情绪。很多孕妈妈在最后的这个月往往会感觉很紧张、心情烦躁焦急等。

第37周　喝水喝汤吃水果，补充羊水大战

本月胎宝宝胎长 50 ～ 51 厘米，胎重 3000 ～ 3500 克。此时，胎宝宝还会自动转向光源，这叫作"向光反应"。不光如此，本月胎宝宝的感觉器官和神经系统能够对孕妈

妈母体内外的各种刺激做出反应，能敏锐地感知母亲的思考，并感知母亲的心情、情绪以及对自己的态度。

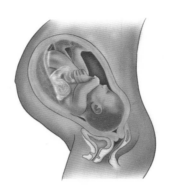

本月胎宝宝手、脚的肌肉已发达，骨骼已变硬，头发已长到3～4厘米长。身体各部分器官也已发育完成，神奇的是，肺部是胎宝宝最后一个成熟的器官，它会在宝宝出生后几个小时内建立起正常的呼吸模式。

此时已是孕期的最后一个月，随时都有可能破水、阵痛而分娩，因此，孕妈妈应该避免长时间独自一人。

积极待产，一周一检

随着孕产期的临近，从本月开始，孕妈妈孕检从两周一次变成了一周一次。通过胎心监护了解胎宝宝当时的心率变化，不仅可以作为了解胎动、宫缩时胎心反应的依据，还能推测出胎宝宝在宫内是否缺氧。本月会有一次B超检查，通过B超检查检测羊水量、胎盘位置、胎盘成熟度和胎儿是否正常。B超结合胎位检查，为确定孕妈妈分娩方式提供依据。血液检查主要确认孕妈妈体内激素水平是否正常，间接了解胎盘功能是否正常。

孕36周+4天，血压136/80mmHg，体重62.5kg，宫高31cm，腹围91cm，胎位ROA，胎心150次/分。B超单显示：宫内见一个胎儿回声：胎头位于耻骨上，颅骨光环完整，因胎位原因口唇未显示，脊柱连续性好，胃泡可见，肠管无扩张，双肾可见，膀胱显示，胎动有。胎盘位于后壁，胎盘分级Ⅱ级。双顶径（BPD）：88mm，头围（HC）：319mm，腹围（AC）：310mm，股骨（FL）：65mm，胎心率（HR）：150BPM，脐动脉（S/D）：2.1，羊水平段（AMM）：35mm，羊水指数（AFI）：91mm。根据目前超声检查，未见明显胎儿无脑儿、严重脑膨出、严重开放性脊柱裂、胸腹壁缺损伴内脏外翻、单腔心、致命性软骨发育不全等现象。超声提示：单活胎晚孕，头位ROA。

一切正常，看着孕检单上的数据，宝妈我还是有些担忧。羊水才91mm，在正常值的最下边缘，虽然自住院保胎后，喝水喝汤吃水果每天都在坚持，但显然量还远远不够，宝妈我现在就担心后面还会再次出现羊水过少。

此外，观察胎动也是本月重点工作之一。通过数胎动，孕妈妈可以进行自我监护，关注胎宝宝的健康状况。宝妈我一天早中晚各抽1个小时，拿着手表数胎动。当然，由于每个胎宝宝的活动量不同，因此孕妈妈会感到胎动数的个体差异很大，所以不用担心，这时每个孕妈妈自己的胎动规律，不影响胎宝宝健康。但是如果胎宝宝在12小时内的活动次数少于10次，或出现逐日下降超过50%却没有恢复，或突然下降超过50％的情况，那么胎宝宝存在宫内缺氧的危险。对此，孕妈妈应高度重视，坚持采取左侧卧位，增加胎盘血流，并及时就医。

此时孕妈妈们的体重达到了高峰期，上下楼梯非常不便，要格外当心。不仅如此，因为身体的笨重，加上尿频、尿急、尿不净再次加剧，半夜多次起床上卫生间成了不少孕妈妈的困扰。由于房间在二楼，卫生间在一楼，宝妈我半夜迷迷糊糊起来很不方便。起初的几天，宝爸陪我起来，后来直接买了个便盆回来，好吧，可以坐的那种，还蛮方便，但是需要及时清洗。另外，孕妈妈用手挤乳头时，会有更多的乳汁分泌出来，胀气、便秘也在某些孕妈妈身上变得更明显，此时孕妈妈更需要注意饮食均衡，爱惜肠胃，做好腹部保暖工作。庆幸的是，为分娩做准备，子宫会有所下降，这样一来对胃的压迫就会相对减轻，孕妈妈的呼吸会变得稍轻松些。

因为胎宝宝的头部已经固定在骨盆中，所以孕妈妈会感觉胎动少了很多，胎宝宝较之前安静了不少。不过宝妈我有次晚饭后在马路边散步，一辆车从旁边呼啸而过，丝毫不减速，小家伙受到了惊吓，在我肚子里猛地扑腾了一下，那个力度绝无仅有。因此孕妈妈们要注意周围环境，尽量让胎宝宝感到安全温馨。

到本月，不规则阵痛、水肿、静脉曲张等，在分娩前会更加明显。腹部发硬、尿频严重、胎动减少、黏液状的分泌物增多、体重没有增加等症状，都是分娩的前兆，孕妈妈不必紧张，却要开始有心理准备。此时，孕妈妈可以通过聊天、网络、书本等途径多熟悉了解分娩知识，同时坚持每天做些产前运动，如拉玛泽呼吸法、走楼梯等。

到了十月怀胎的最后一个月，孕妈妈要注意饮食营养的摄取。此时，孕妈妈要尽量减少盐的摄入，少食多餐，避免吃那些营养价值低却易饱腹的食物（如土豆），而应该选择营养价值高且体积小的食物（如动物肝脏）。同时，本月孕妈妈应该少吃富含脂肪和碳水化合物等高热量的食物，以免胎儿过大，影响顺产。另外，本月胎宝宝发育已经基本成熟，孕妈妈可以停止营养保健品的使用，避免加重代谢负担。

黄灯警示，当心早产儿

由于各种原因，很多胎宝宝并没能坚持到孕产期而提前诞生，有些甚至不足 37 足周就来到这个世界。全世界每年大约有 1300 万早产儿出生，早产概率占所有分娩的 5% ~ 15%。

在 28 ~ 37 足周之间出生的活产婴儿称为早产儿或未成熟儿，这些早产儿出生体重大部分在 2500g 以下，头围在 33cm 以下，其器官功能和适应能力都比足月出生的宝宝要差很多，往往都需要特殊护理。早产儿早产月份越早，生命力则越弱，抵抗力越差，存活的概率也越小。存活下来的早产儿当中，不少宝宝可能会有不同程度的智障或神经系统后遗症。

目前，医学上对于早产原因并未完全研究清楚，结合临床病例分析，胎宝宝早产的原因大致有3个：一是来自孕妈妈方面的因素，包括年龄偏小或偏大、子宫畸形或先天发育不全、子宫肿瘤或内膜炎、宫颈损伤、骨盆及脊椎畸形、妊娠并发症（如妊娠期高血压、急慢性疾病等）、内分泌失调、营养不良、羊水过多、急慢性中毒、工作强度大身体过度劳累、压力大情绪经常波动、意外受伤或手术等。二是来自胎儿方面的因素，主要包括双胎或多胎、胎儿畸形、胎盘功能低下、胎盘早期剥离或前置胎盘、脐带异常（如过粗、过短、扭转、打结）等。三是来自其他方面的因素，主要包括噪音及污染等环境因素、区域经济水平及医疗水平限制等社会因素。

因为早产儿生命力弱，正常环境下存活困难，所以早产儿的治疗及护理非常重要。早产儿出生时一般都会放置于保温箱内保暖看养，护理时动作要求轻巧而迅速。早产儿出生后一般都直接交由医院看养，直到早产儿能自由吸乳、体重达到正常新生儿标准、无贫血及营养不良等症状、在室温21℃～24℃下能保持正常体温、大体情况良好时，方能出院。

早产是新生儿发病和死亡的主要原因，而导致早产的原因中，来自孕妈妈方面的因素占主导地位。来自孕妈妈方面的因素，除了先天性生殖畸形外，其他大都可以通过孕期保健来预防。因此，孕妈妈必须重视孕检及产前检查，尤其是高危孕妈妈更需要予以重视，加强孕期保健常识普及。

孕37周+6天，血压122/69mmHg，体重63kg，宫高31cm，腹围91cm，胎位ROA，胎心140次/分。B超单检查结果：宫内见一个胎儿回声：胎头位于耻上；颅骨光环完整，口唇显示，脊柱连续性好，胃泡可见，肠管无扩张，双肾可见，膀胱显示，胎动有。胎盘位于右后壁，胎盘分级Ⅱ。双顶径(BPD)：92mm，头围（HC）：328mm，腹围（AC）：316mm，股骨（FL）：67mm，胎心率（HR）：139BPM，脐动脉（S/D）：2.3，羊水平段（AMM）：33mm，羊水指数（AFI）：89mm。根据目前超声检查，未见明显胎儿无脑儿、严重脑膨出、严重开放性脊柱裂、胸腹壁缺损伴内脏外翻、单腔心、致命性软骨发育不全现象。备注：因胎位原因，胎儿部分肢体显示不清。超声提示：单活胎晚孕，头位（ROA）。

一周一查，宝妈我由宝爸直接开车接送，宝奶奶偶尔也陪我过去，但这次检查直接让宝妈我发脾气了。人太多了，叫号单作用不大，中途不断有人插队，排了一个小时才前进了两步。宝爸见我发脾气，连忙过来替我排队，并告诉我，与那些不懂预约、没人全程陪护、大着肚子挤公交倒车的孕妈妈相比，我们幸福很多了。

被宝爸一开导，宝妈我也平静了很多。好在这样发脾气也就一次，平时也较少低落烦躁，没有出现其他孕妈妈所说的产前抑郁症。

产前抑郁症，多方调节好心情

作为孕期家中的皇后，孕妈妈总是备受关注，受到各方的照顾与迁就，心情一般都不错。因此，相较于产后抑郁，产前抑郁似乎不太被人们重视。然而，不重视不代表没有。其实，产前抑郁症如果没有及时处理，会同时影响孕妈妈和胎宝宝，其危害性远远大于产后抑郁症。

孕妈妈产前抑郁症来自多方面的压力与影响，孕晚期，临近分娩的焦虑担忧、睡眠质量差产生的疲劳、对宝宝诞生的期待及结束孕期的渴望等多种情绪混杂在一起，导致一些孕妈妈产生抑郁。

身体上，由于孕期体内激素水平的变化影响大脑中调节情绪的神经传递素的变化，孕妈妈比以往更容易感觉抑郁。孕晚期，皮肤瘙痒、腹壁皮肤紧绷、下肢水肿等各种不适症状进一步加重，加上腹部影响，孕妈妈睡眠质量大打折扣，孕妈妈心中难免烦躁焦虑。另外，由于身体笨重、行动不便，孕妈妈大都整日闷在家里，往往会想东想西，关注消极的东西，从而造成心理压力，加重焦虑。患有妊娠并发症的孕妈妈，像宝妈我患有妊娠合并心脏病，也会担心自身健康问题会不会影响到胎宝宝，这也增加了罹患产前抑郁症的可能。

心理压力是孕妈妈产前抑郁的主要原因。一方面担心孩子畸形，尤其像宝妈我这样孕检中查出胎宝宝有问题的。检查出来的问题多半可以治疗，心理上也有准备，不少孕妈妈更怕没有查出来的胎儿健康问题，毕竟机器检查并非万能。因此，有些孕妈妈对此产生焦虑，生怕宝宝出生后不健康。另一方面，不少孕妈妈担心宝宝出生会对自己职业和家庭造成影响，家庭经济压力加大，夫妻之间会因抚养孩子增加摩擦，进而产生焦虑。还有，不少孕妈妈第一次面临分娩，从书本、媒体及过来人那里得知分娩是非常痛苦的过程，由此加大压力。

另外，虽然当今社会一直提倡性别平等，但事实上外界眼光、家人期盼及孕妈妈自身潜意识中对性别的好恶，会让孕妈妈产生对胎儿性别的忧虑。现在二胎政策放开，符合政策的孕妈妈头胎压力会小很多。但二胎会让有些孕妈妈产生更多的压力，宝妈我的一个朋友因为头胎是女孩，后面由于各种原因连续打了四胎才生了个男孩，而男孩这胎给她的压力更是不言而喻。

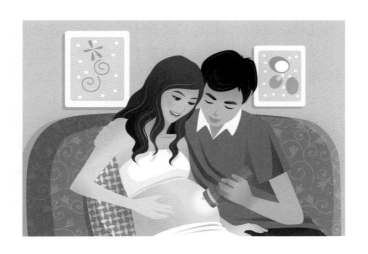

随着孕产期越来越近，不少孕妈妈越来越焦虑，感觉

自己的情绪越来越难以控制，进而越来越害怕分娩的来临。对于产前抑郁，孕妈妈要保持积极的心态，稳定情绪，心境保持平和，多想想宝宝出生后的美好和一家人相处的快乐，安心等待宝宝的到来。至于分娩过程，无论是顺产还是剖宫产，有现在先进的医疗条件在，孕妈妈完全没必要担忧，尤其不要听传闻说分娩如何可怕。

此时，宝爸和家人应注意孕妈妈的情绪变化，给予理解和开导鼓励，尽可能地关心体贴孕妈妈。宝爸应经常陪孕妈妈散步聊天，一起听音乐，这样既可以使孕妈妈心情愉快，也可以取悦肚中的胎宝宝。宝爸一旦发现孕妈妈有产前抑郁症的倾向，应该找心理医生或者妇产科医生进行咨询开导。

生孩子前要准备什么

虽说可以根据孕妈妈的月经日期推算出胎宝宝的预产期，但孕产期前后半个月出生都是很正常的事情。因此孕妈妈可以安排准备分娩时住院所需的物品，以免临时出现状况来不及准备。住院期间，不仅要准备孕妈妈和宝宝的物品，还要带好陪护人员所需的物品。确定了待产医院后，孕妈妈可以稍微了解一下待产医院可能提供的东西，了解哪些东西必带，哪些可以省略，可避免用品携带过多或不足。比如宝妈我分娩时所在的医院不需要宝宝带换洗衣服，只需一件出院衣服即可。宝妈我趁着孕检，特意到产科住院的房间看了两次，熟悉了环境，也打听了一下"行情"。

此时宝爸要帮忙收拾待产包，主要包括：银行卡、保健卡、孕妇健康手册（孕检手册）、夫妻双方的身份证、户口本、结婚证、宝宝准生证、孕妈妈和宝宝的日常生活用品等。同样，证件也会因为医院规定不同而有所不同，都带上避免临时需要。

此时需要准备的妈妈用品主要有：①拖鞋1双，一定要防滑的那种，冬天最好选用包脚保暖的；②棉袜4～5双，注意双脚保暖，夏天最好也穿；③哺乳文胸和哺乳衫2套，要及时换洗，冬天最好多备一套秋衣；④吸管一包，尤其是剖宫产需要准备；⑤卫生纸2卷，纸抽1盒；⑥湿巾一包，用于喂奶前擦拭乳头，也可以用干净湿毛巾代替；⑦毛巾若干条，洗脸、洗澡擦下身、清洗乳头等毛巾都要分开；⑧面盆若干，面盆数量根据宝妈的需要来决定，使用前注意清洗并用开水消毒；⑨内裤若干条，宝妈我准备的一次性内裤直接被医生告知禁止使用，所以宝妈可以用准备扔掉的内裤代替，用完即弃；⑩产妇专用卫生巾，可以先准备一个产妇包，根据恶露排出情况专门设计，有大中小3个型号，不够再添；⑪一次性防护垫2包（大概20张），产后前两三天孕妈妈基本不穿裤子直接躺在铺有防护垫的床上，要及时更换，避免恶露堆积引发炎症；⑫溢乳垫10对或者4张小毛巾，防止奶水过多，弄脏衣服和床单；⑬吸奶器1个，适用于乳汁不通、伤口疼痛、宝宝吃奶不方便的妈妈；⑭水杯1个；⑮餐具2套，产妇和家属各1套，包括碗、小盆（泡碗筷消毒）、筷子、勺子等，洗碗纱布及洗洁精对应配备；⑯晾衣架若干（可多准备些），医院晾晒衣服不是很方便，宝妈我更是遇到直接将我衣服取下来搭在线上，把衣架拿去晾自己衣服的家属；⑰帽子1顶，很多地方现在用包头防风带代替；⑱坐厕纸若干，如果病房卫生间为蹲坑就不需要准备；⑲洗漱用品，包括牙膏、牙刷、香皂等；⑳家属折叠床。

　　下面是专门为宝宝准备的物品，主要包括：①衣服，和尚服3～4套，若是冬天，多准备一套棉衣，住院期间宝宝一般穿纸尿裤，因此不需要带很多衣服；②纸尿裤NB号1包，30片左右；③宝宝湿巾一包，清理宝宝大小便专用；④小毛巾若干条，纱布或纯棉材质都可以，集餐巾、洗澡、洗面、擦屁股一体，但需要分开专用；⑤口水巾，宝宝喝水喂奶时系在胸前；⑥奶瓶2个，配新生儿使用奶嘴，喝水喝奶分开；⑦奶粉1小罐；⑧软口小勺1个，如果宝宝不会用奶瓶喝水时使用；⑨包被一个，夏天可不带；⑩棉袜3双、手部防护套2双，手部防护套防止宝宝抓伤皮肤；⑪护臀膏1支，宝宝大小便擦洗过后使用；⑫棉签1包。

　　另外，宝爸还要准备自己的物品，还有手机充电器等，收拾起来可是满满一大箱。看到这些，已经足够孕妈妈头大了，对于没车要转公交的孕妈妈来说，实在有点难办。因此，孕妈妈不妨利用孕检时间，多关注医院周围的店铺，有些东西可以临时购买，避免一次携带太多。

第39周　大肚婆狂想曲，好想趴着睡会儿

　　就剩最后两周了，宝妈我很期待，期待宝宝出生后可以趴着睡会儿。自从得知怀孕以来，宝妈我一直坚持左侧睡，

我的怀孕40周 MY FORTY WEEKS OF PREGNANCY

已经坚持了 9 个月。此时的我多想在床上自由翻滚，更想趴着睡缓解下腰痛。

产前需谨慎：脐带脱垂与胎儿窘迫

进入孕 10 月，孕妈妈必须更加小心应对各种突发状况，不要以为本月就是单纯的待产。由于内分泌变化和膨大子宫的压迫，孕妈妈某些妊娠反应会进一步加剧，并出现其他一些不舒服的症状。对此，孕妈妈无需担心，这些症状在分娩后都会自然消退。但如果出现脐带脱垂或胎儿窘迫，则需立即去医院就诊。

脐带脱垂

当胎膜破裂，脐带脱出于胎先露的下方，经宫颈进入阴道内，甚至经阴道显露于外阴部，称为脐带脱垂。脐带脱垂大多发生于胎位不正、破水时，当胎儿先露部与骨盆入口平面没有严密衔接留有空隙时，也可能发生脐带脱垂。

如果胎宝宝为足位胎位（即在子宫内双脚朝下），当胎宝宝一只脚滑下时，脐带常常会跟着滑落。如果胎宝宝为正常的头位胎位，但胎头却没进入骨盆腔固定，此时如果发生脐带脱垂，胎宝宝反而会更危险。因为孕妈妈一旦出现破水，胎宝宝脐带脱垂下来，胎头可能因为往下降而直接压迫到脐带，直接阻断胎宝宝的血液供应，这会在极短时间内造成胎宝宝极为严重的缺氧或死亡。

导致脐带脱垂的原因包括异常胎先露、胎头浮动、脐带过长或胎盘低置、早产或双胎妊娠、早期破膜或羊水过多等。一旦出现脐带脱垂，孕妈妈应直接进产房分娩。此时，医生通常会抬高产妇下半身，让产妇"头低脚高"仰躺，促使胎头或胎宝宝身体离开压迫位置，再将手伸入产道内将胎儿往上推移，使胎宝宝完全离开压迫到的脐带，然后赶紧施行剖宫产。

胎儿窘迫

胎儿窘迫是指由于胎宝宝在宫腔内缺氧引起的症状，缺氧严重时可导致胎儿窒息甚至死亡。检测胎宝宝心跳的变化，可以观察是否存在胎儿窘迫，所以医生都会用胎心监护仪来观察胎儿心跳的变化。正常的胎宝宝心跳应为 120 ～ 160 次／分，并呈现上下波动的曲线。如果胎宝宝心跳每分钟超过 160 次或低于 120 次，则提示可能胎宝宝存在宫内缺氧。

导致胎儿窘迫缺氧的原因主要有胎盘功能不全、脐带受到胎宝宝压迫、子宫收缩剧烈、脐带绕颈、羊水过少、胎儿病变、孕妈妈自身疾病等。

一般情况下，当出现胎儿窘迫状况时，孕妈妈通过吸氧、输液即可缓解，有些孕妈妈只需侧躺即可改善状况。而一旦胎儿窘迫严重时，为避免危及到胎宝宝的生命，医生都会采取催产或剖宫产等措施，促使婴儿出生。

顺产 VS 剖宫产，正确了解分娩方式

在我国，虽然孕妈妈们都知道顺产是对宝宝最好的分娩方式，但居高不下的剖宫产数据却提醒着我们顺产其实没有那么普遍。为什么在我国选择剖宫产的孕妈妈逐年上升，要知道并非每个孕妈妈都面临必须选择剖宫产的处境。

经调查发现，因非医学需要选择剖宫产的孕妈妈不在少数，而这些孕妈妈选择剖宫产的原因主要包括：不了解自然分娩过程，害怕自然分娩时阵痛，从而造成和加剧了对自然分娩的恐惧心理，也有部分孕妈妈盲目相信医学，认为剖宫产精确可控，安全性高于自然分娩，还有些孕妈妈为挑选吉时而选择剖宫产，例如为了诞生一个奥运宝宝，很多孕妈妈在 2008 年 8 月 8 日 8 时选择了剖宫产。

除此之外，还有一种情况导致的剖宫产也是可以避免的，即孕妈妈营养过度导致胎宝宝巨大难产。其实，孕期孕妈妈只要注意营养均衡，完全可以满足自身和胎宝宝的顺利分娩。

虽然大家都知道顺产的好处多于剖宫产，但是二者具体有哪些利弊，孕妈妈却不一定全面了解，因此还会纠结于具体选择哪种分娩方式。

顺产即自然分娩、阴道分娩，它是人类天生的分娩方式，符合人类生理特征。顺产的产妇分娩后身体功能及体形能迅速康复，宝宝也能更好地适应外界环境。此外，顺产还有以下好处：①分娩前孕妈妈的子宫规律收缩舒张能促使胎宝宝的胸腔舒缩，胎宝宝得到锻炼的肺为出生后自动呼吸创造有利条件；②孕妈妈的规律宫缩相当于是对胎宝宝的按摩，有利于宝宝日后感官的发展；③胎宝宝经过母亲产道娩出，挤压下可将其吸入肺里的羊水及黏液挤压出来，减少娩出后的窒息危险及新生儿并发症；④顺产经阴道分娩，促使产门扩张加大，有利于产后恶露的迅速排出，促进子宫恢复；⑤据研究表明，顺产娩出的孩子比在同等条件下剖宫产的孩子聪明。

凡事有利有弊，相较于剖宫产，顺产也有缺点：①产程长、产前阵痛，这也是很多孕妈妈心理恐惧的原因；②可能造成产后阴道松弛、子宫膀胱脱垂等后遗症、会阴损伤甚至感染、外阴血肿等；③产后可能会因子宫收缩不好而出血，如果不能及时控制，则需紧急剖宫处理，更为严重者需切除子宫，甚至危及生命；④可能导致毫无预警地发生羊水栓塞；⑤当胎儿难产或母体精力耗尽时，需以产钳或真空吸引协助分娩，会引起胎儿头部肿大；⑥胎儿过重，易造成肩难产，导致新生儿锁骨骨折或臂神经丛损伤；⑦羊水中产生胎便，导致新生儿胎便吸入症候群；⑧胎儿在子宫内发生意外，如脐带绕颈、打结或脱垂等现象。

剖宫产术是产科领域中的一项重要手术，它经产妇腹部切开子宫，取出胎儿。1610年，外科医生特劳特曼和顾斯给一位活产妇施行了剖宫产手术，但产妇于术后25天死亡。随着医学的进步，剖宫产手术的优势体现得越来越明显：①产程短，免去产妇宫缩时阵痛之苦；②胎宝宝经腹部取出，对于胎宝宝宫内缺氧、巨大儿或产妇盆骨狭窄等情况优势明显；③手术指征明显，可避免自然分娩过程中的突发状况；④当胎儿或母亲有异常而不能顺产时，可以挽救母婴生命；⑤腹腔如果有其他疾病可以通过手术一并切除，也方便同时做输卵管结扎手术；⑥阴道不易受到损伤。

经过临床证明，虽然剖宫产的优势得以体现，但其弊端更不容忽视：①剖宫产是大手术，对产妇的身体和心理都造成了创伤，同时产妇意外死亡率比顺产高；②剖宫产的失血量远远大于顺产失血量，也可能引发大出血，对腹内其他器官造成损伤；③剖宫产可能引起伤口感染、术中羊水栓塞、手术意外、子宫损伤切除等情况；④术后母体及子宫恢复慢，容易出现会阴盆腔内组织粘连引起的慢性腹痛等症状；⑤剖宫产会给子宫和腹部都留下瘢痕，两年内再孕存在子宫破裂风险，人工流产则易发生子宫穿孔；⑥胎宝宝未经产道挤压，对于外界适应能力相对较差。

目前，无医学指征的剖宫产，不仅不能降低产妇和新生儿的死亡率，提高新生儿身体素质，反之增加了剖宫产术后患病率及孕产妇死亡率，因此，非医学指征，不建议孕妈妈选择剖宫产分娩。

第40周 预产期来临，了解宝宝出世过程

预产期到了，本周该分娩了，但事实上只有5%的胎宝宝会在预产期出生，其余会在预产期前后半个月内出生。此时孕妈妈一方面非常渴望宝宝的到来，另一方面又对分娩心存恐惧。其实对分娩有一个了解之后，孕妈妈就能轻松面对。所以，孕妈妈们不妨搜集了解一下这方面的信息，或参加产前培训班，全面系统地了解分娩，以轻松的心态来迎接宝宝的降生。

有些医院自身会提供产前培训，也有奶粉及母婴用品商家开展的相关培训，宝妈我就参加了几次医院组织的孕期护理及产前培训。

产前集结号，时刻待命

本周进入孕期最后阶段，全家人都处于随时出发的待命状态，此时孕妈妈和准爸爸除了要准备宝宝的物品，还得提前做好路线及其他细节准备，了解分娩前兆，以防临时突发状况而乱了阵脚。

1．选择交通工具，做好去医院的路线规划。居住在乡村的孕妈妈要选择好去医院乘坐的交通工具和去医院的最佳路线图，没有私家车且不易打车的可以找熟人先预约车辆；居住在城市的孕妈妈同样不可掉以轻心，要提前做好功课，了解交通拥堵路段和时间，多找几条路线，以防万一。

2．提前安排好家中的事情。如果和父母住一起还好，如果是夫妻二人世界，则需要注意提前交代好家里的事情。比如宠物或家禽喂养、花草浇水、待产包等等。

3．提前了解妇产医院产科信息，有条件的可以提前预约产科。分娩就在这几天了，孕妈妈可以详细了解一下待产医院的产科，如产科的具体位置、值班医生办公室、产科电话等。如果该医院待产孕妈妈多，有条件的话最好提前预约产科。

4．家人应多关注孕妈妈的情绪。一般情况下，家人都会将目光投入到即将出世的宝宝身上，却忽略了越来越恐慌的孕妈妈。因此，家人应多关心孕妈妈的情绪，不断安慰开导，以便其顺利分娩。

除此之外，孕妈妈身体的变化也要时刻关注，避免临产前让孕妈妈离开亲人视线而独处。由于此时孕妈妈随时可能面临分娩，如突然有尿急感或大便感，同时感觉到胎宝宝似乎要掉下来，那可能是破水了，需要立即就医待产。因此孕妈妈需要有专人关注，了解分娩前兆，一有动静马上要送医院，以减少危险系数。

分娩开始前常会出现一些预示症状，而这些症状分为临近分娩和即将分娩两种。临近分娩征兆预示着可能会分娩而并不会马上分娩，有可能提前几天出现，因此没必要慌张；即将分娩征兆则表明分娩马上就要开始。

临近分娩征兆包括不规律宫缩、假阵痛、尿频、分泌物增多、上腹部压迫感减轻等。①不规律宫缩。不规律宫缩多发生于疲劳和兴奋时，此时孕妈妈腹部出现阵阵无规则的发紧，出现频率及持续时间不等，但当它发生得越来越规则时，就离分娩不远了。②假阵痛。假阵痛无规则性，一般分娩前几星期开始发生，走动可改善痛感，阵痛限于下腹及腹股沟，子宫颈没有扩张。③尿频。由于胎头下降导致膀胱存尿量减少，尿频现象此时会加剧。④分泌物增多。为即将开始的分娩做准备，孕妈妈子宫颈管张开，阴道分泌物会随之增多，正常为透明或白色带黏性，如果出现茶色带血现象，则该住院准备分娩。⑤上腹部压迫感减轻。头胎孕妈妈轻松感发生在 36 周后，此时胎头下降到骨盆腔内，子宫位置随之降低，减轻对横膈膜的压迫，因此孕妈妈之前的呼吸困难、胃胀及烧心等感觉会明显减轻。而第二胎以上的孕妈妈需过预产期才能感觉到轻便感，有些甚至产痛开始胎头才下降。

即将分娩征兆包括：规律性宫缩、真阵痛、见红、破水等。

①宫缩。宫缩从不规则到有规律，一旦频繁剧烈有规律，大约每5~10分钟左右发作一次，每次持续时间逐渐延长，且子宫一阵阵发硬，感到疼痛或腰酸，这是临产开始，应马上到医院待产。②真阵痛。周期性的子宫收缩会导致阵痛，此时阵痛有规则，痛在腹部、背部、尾椎骨处，疼痛感觉强烈，走动无法改善，子宫颈因子宫收缩而逐渐扩张。当阵痛变成10分钟一次的规则阵痛时，分娩马上要开始了。③见红。见红由子宫颈口的黏液栓脱落以及微血管破裂导致，分娩前24小时内阴道会排出一些血性黏液。孕妈妈一旦见红则该住院待产。④破水。由于宫缩加强加大宫内羊水压力，导致包裹胎儿的卵膜破裂使羊水流出，称为破水。羊水稍黏、无色，与尿液相似。破水发生后孕妈妈应尽量采用平卧姿势并立即进医院。

冲锋号角响起，宝宝的出世旅程

分娩是孕妈妈和胎宝宝的生理与情感上的一种曲折而特殊的经历，也是孕妈妈一生中的大事之一。顺产分娩是人类生存繁殖中的一个自然过程，一般情况下，孕妈妈盆腔正常，有足够的产力，胎宝宝大小及胎位正常时，都可以顺产分娩。

分娩开始于宫缩。随着宫缩的不断加剧，子宫不断被上拉并将胎宝宝向下挤压进入子宫颈，胎宝宝头部的压力促使子宫口逐渐变薄并张开，宝宝由此经过大约23厘米的产道顺利娩出。从规律性子宫收缩开始到胎儿胎盘完全娩出的全过程称为总产程，总产程又分为3个部分。第一产程时间最长，规律性的宫缩打开子宫颈口；第二产程中时间最短，胎宝宝经阴道娩出，也是分娩时期；第三产程胎盘娩出。

第一产程：

从子宫口开始扩张，直到宫口开全（约为 10 厘米）的过程为第一产程。在第一产程中，孕妈妈宫缩时会感觉到下腹痛，宫缩越紧、间隔时间越短，子宫颈口则开得越快。此时孕妈妈用力是徒劳的。相反，过早过度用力有可能造成宫口肿胀发紧，不利于宫口扩张。

这一过程中，孕妈妈要保持放松状态，尽量下地活动，或找人聊天以分散注意力，最好能养精蓄锐睡一觉。期间，孕妈妈可以正常进食一些易消化、营养多、能量高的饮食，比如巧克力、红牛、参汤等，以较快地补充体能。同时，孕妈妈还要勤排小便，以免过度膨胀的膀胱妨碍胎头先露下降和宫缩。

第二产程：

第二产程指从宫口开全到胎宝宝娩出的过程。这个阶段，孕妈妈宫口全开，进入胎儿娩出阶段，此时剧烈的推力代替子宫波浪似的收缩，胎宝宝将要离开孕妈妈的身体，成为独立的个体。此时宝宝也迫切想看到爸爸妈妈和外面的世界，所以会非常主动地帮助自己出生，他们会用脚借力推动自己离开子宫壁，在子宫颈和阴道中蜿蜒行进。此时孕妈妈要配合宫缩阵痛，像排便一样用力向下使劲。

胎头移动到阴道口时，孕妈妈骨盆底受其挤压，外阴部位膨起。当头部娩出后，医生会及时处理婴儿可能会出现的情况。使其两肩保持同一条线，清洁婴儿两眼、鼻腔、口腔等。头部娩出后，胎宝宝的双肩会接着娩出，到胎宝宝整个身体娩出大概只需经过 2 ～ 3 分钟，此时产妇会突然感到一阵轻松。当医生使用吸管吸去宝宝鼻、口中的羊水和血液后，宝宝会以哭声证明其正式到来。

第三产程：娩出胎盘

第三产程指胎宝宝出生到胎盘排出阴道。这一阶段胎宝宝已经娩出，而宫缩会暂停一会儿又重新开始，产妇借助宫缩再次用力，将从子宫壁剥落的胎盘顺利脱出。此时，医生或助产士会检查确认胎盘及隔膜是否全部被排出来，确保不留任何碎块在子宫内。此外，产妇子宫也需检查确认是否在继续收缩，方便及时给胎盘剥落位置止血。如果胎宝宝出生过程不顺利，孕妈妈接受了外阴切开术，此时还需要缝合伤口。

另外，有人主张将产后的两小时称为第四产程。因为产妇产后出血大多发生在这两小时内，期间产妇仍需留在产房观察。产妇可以半小时按压子宫一次，促进子宫收缩来观察出血情况。同时，被处理好了脐带、量了身高体重的新生儿会被送到产妇身边，与妈妈皮肤接触，吸吮乳头，刺激乳腺分泌。如果情况一切正常，两小时后产妇会被送到休息室，分娩过程才算真正结束。

爸爸小记十月特别篇

老婆大人，你这是生皇太子吧?

老婆大人，自从你进入孕10月以来，我一颗心就跟着七上八下，生怕胎宝宝太早出生，更怕爱妃再次羊水不足被迫剖宫产。还好，熬到了今天，不用担心胎宝宝早产。

眼看着预产期一天天来临，爱妃却丝毫不见分娩前兆，而爱妃体内羊水状况却不容乐观。怀胎十月，爱妃从身材曼妙到体态臃肿，皮肤一日不如一日，睡眠也一天不如一天，每天腰酸背痛，辛苦了!

得知怀孕以来，爱妃就没怎么舒坦过。昏天黑地的孕吐持续一个半月刚结束，接踵而来的低位胎盘也让爱妃担心了一阵子，后来又是双侧脉络膜囊肿，折腾了两个月，爱妃你又因羊水过少被迫住院保胎，还有腰痛一直持续折磨你，哪怕是现在，胎宝宝没有动静加上你目前的身体情况，顺产的概率微乎其微。

爱妃的整个怀孕历程都可以写小说了，用皇太后的话说就是：沁妃，你这是生皇太子吧?

玩笑归玩笑，爱妃目前的状况令人担忧。为了将风险降到最低，我内心已经接受了剖宫产，只要你和宝宝平安无事就好! 身体恢复嘛，咱们慢慢调养，刀疤我不介意，你也别往心里去，有什么事情你跟我说，不要自个儿生闷气导致产前产后抑郁症。宝宝还要你来带，妈妈的情绪会严重影响奶水的质量，我们要尽可能给宝宝最好的，对不对？

　　预产期已经过了，宝宝睡懒觉赖床了，爱妃要加油哦，赶快叫宝宝起床，要迟到了哦！

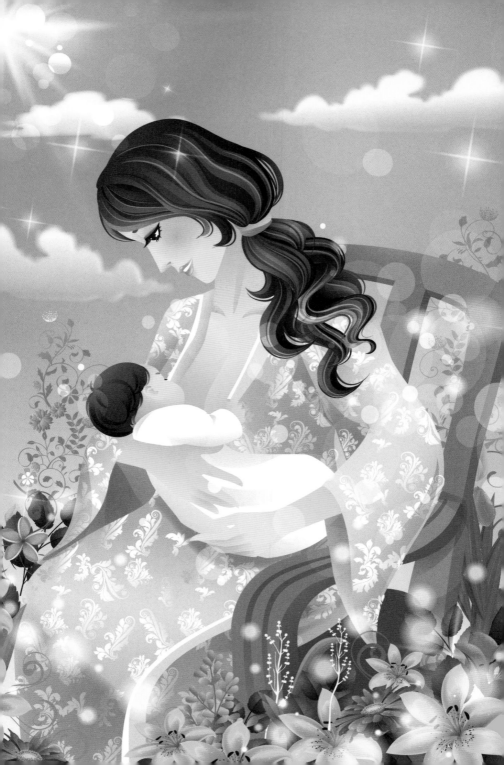

外篇：宝宝，你赖床，该出来了！

第41周　宝宝，你超期一周了哦

预产期过了，但是宝妈我丝毫没有分娩征兆，每天早晚散步各一个半小时也不见有效果。没有听从宝爷爷的建议提水上下楼梯，我感觉那太危险了，本来走路就看不到路面，大着肚子上台阶已经让我气喘吁吁了。对于老一辈的建议，宝妈我都认真听取，但会分辨执行。

过了预产期，宝妈我的孕检从一周一次变成了一周两次。胎心监护每次大约都是150次/分，心电图监测结果时正常时不正常，也跟宝妈我当时的身体状态相关。至于其他验血、尿检基本都记不住，医生让怎么做就怎么做，结果都是正常的，但是B超我真心不想做那么多啊。仅本周一周内，宝妈我就做了两次B超。40周＋2天时孕检结果：血压114/86mmHg，体重65.1kg，宫高32cm，腹围96cm，胎位ROA，胎心152次/分，先露入，羊水86mm。40周＋5天时孕检结果：血压116/77mmHg，体重65.5kg，宫高32cm，腹围

205

97cm，胎位ROA，胎心150次/分，先露入，羊水80mm。羊水一天比一天少，医生建议住院观察，必要时催产。考虑到第二天是端午节，宝妈决定过了节日再住院。

生宝宝费用报销知多少

都说现在孩子难养，单单是宝宝在宝妈我肚子里的这10个月，开销比之前多了几倍。生孩子也是一笔不小的支出，好在现在都普及了五险，其中的生育险也就派上用场了。记住，是生育险，不是医保。有些地区只交社保养老一险或者只交养老和医疗两险，这种情况是不予报销的。

五险中的医疗保险支持报销正常生病等相关费用的报销，但不支持生育相关报销，所以孕妈妈需要参保生育险。另外，要享受生育险，必须同时具备两个条件：一是缴纳生育保险的时间累积满一年（部分地区略有出入）；二是在生育期间必须处于在职状态，并继续缴纳生育保险费用。如果说孕妈妈因为怀孕已经辞职，那么就无法享受生育险，即使此前缴纳了多年的生育保险费，那么生孩子的费用也无法报销了。需要强调的是，孕期检查和分娩必须到参保地指定医疗机构才能报销哦。

那么哪些费用是可以报销的呢？在参加社会统筹医疗保险的前提下，又参加了生育险，才可享受此项待遇。各地具体情况不一样，一般来说，女职工从妊娠到分娩期间所发生的产前检查费、接生费、剖宫产手术费、分娩住院费和药费，以及流产、引产、计划生育手术的诊疗费，剖宫产术中遇见子宫肌瘤的手术费都属于可报销补贴的诊疗项目范围。

生育报销需要准备相应材料，如：计划生育服务手册或生育证、医疗保险证、婴儿出生医学证明、门诊病历（孕产妇保健手册）、住院费用发票、单位盖章的空白收款收据或网上银行账号加账务章等，具体可以详细咨询当地社保局。有些公司单位直接由人事部受理这些，这样孕妈妈只需要跟人事部沟通就可以了。

宝妈我当时社保还没缴满一年，所有费用全部自理，呜呜，加上前期检查费用，一共两万多块啊！

羊水栓塞需警惕

湖南一位孕妈妈因羊水栓塞导致丧生在手术台上，此后不久，上海一妇婴医院接诊了一名羊水栓塞产妇，因病人病情危急，该医院遂联手上海其他 3 家医院的专家紧急救治。经 40 名医护人员数十个小时的忙碌，输血 53 袋，终于将产妇从鬼门关拉回。这两起事件将发生概率极低的羊水栓塞推到了人们的视野中。

羊水栓塞是产科领域一种发生率低却最凶险的并发症，它指在分娩过程中羊水突然进入母体血液循环引起肺栓塞、出血、过敏性休克、血管内凝血及肾衰竭或猝死等一系列严重后果的病理并发症。孕妈妈体内被羊水中的有形物质（如胎儿毳毛、上皮细胞、胎脂、胎粪等）和促凝物质污染，这些物质既可以直接阻塞血管，又可以引起肺栓塞，一旦进入母体血液循环，则会引起羊水栓塞。

羊水栓塞可以发生在妊娠的早、中、晚各个时期，尽管发病率仅为 4/10 万～ 6/10 万，但一旦发生羊水栓塞，即使经过积极抢救，仍然有 80％以上的死亡率。此外，羊水栓塞跟分娩方式没有直接关系，危险常常无法估测，死亡时间可以快到数小时乃至数分钟。由于肺血管栓塞，约 1/3 的患者在发病半小时内死亡，1/3 在发病 1 小时内死亡，其余 1/3 死于血液不凝或肾衰竭。羊水栓塞的抢救存活者中，有些产妇完全治愈，也有些产妇的肾、脑、心等脏器受到不同程度的损害。产妇在拯救生命的过程中做了子宫切除术，则就意味着产妇从此丧失了生育能力。母体发生羊水栓塞存活下来的宝宝，一般身体各方面都差于常人。

　　羊水栓塞可能在产时或破膜时发生，也可能发生于产后，大多数发生于足月产，但中期引产或钳刮术中也需谨慎。经研究表明，羊水栓塞通常发生在有以下情况的产妇身上：经产妇；多有胎膜早破或人工破膜史；羊膜腔内压力增高；宫缩过强或缩宫素（催产素）应用不当；胎盘早期剥离、前置胎盘、子宫破裂；宫颈或宫体损伤处有开放的静脉或血窦等。羊水栓塞多数病例在发病前会有一些症状，如怕冷寒颤、烦躁不安、咳嗽气急、发绀、呕吐等。

　　因为羊水栓塞发生迅速，往往来不及抢救。因此产妇在孕期及分娩过程中如有前兆性症状出现，则要尽早就医诊断和处理。一旦发现，终止妊娠。一旦发生产后大出血，若是实在无法止血，产妇及家人应当机立断，切除子宫，挽救生命。

41 周 +1 天，宝妈我换上病号服，静候胎宝宝的降生。因为宝爸的一个月陪伴，一起聊天、看电视、准备宝宝的物品，每一天都过得很充实，所以，宝妈我没有其他孕妈妈所说的产前抑郁症。感谢宝爸的用心陪伴，感谢宝爷爷宝奶奶的悉心照料。

此生难忘的剖宫产

41 周 +2 天，宝妈我将接受剖宫产手术，迎接宝宝的到来！

宝妈的身体一直不太好，平常做心电图检查结果也是时好时坏，大致情况是频发房性早搏。之前住院保胎是在市妇幼，出生选择在中医院，因为妇幼的人实在是太多了，宝妈我实在不愿意浪费时间在排队上。就宝妈我的个人情况而言，妇幼和中医院都不愿意接收，建议去人民医院甚至更好的医院。结果两次都住下来了，之前是找熟人安排，这次是我强制要求的。

住院那会儿，宝妈我虽然其他方面基本正常，但羊水已经很少了，心脏也存在问题。看我坚持顺产优先，因担心我心脏承受不了宫缩的痛苦，责任医生、内科主任及妇产科主任轮流来做我的思想工作，建议采取剖宫产。最终，宝妈我妥协了，甚至签下了宝爸不敢签的手术免责声明。

不少孕妈妈和宝妈一样，住院待产期间会紧张不安。这种情况下，孕妈妈不妨试着转移注意力，比如带一本时尚小说或笑话集，动手给未来的宝宝织件小毛衣，给闺蜜好友打打电话，等等。宝妈我直接带着"五福临门"的十字绣进医院，靠在病床上一绣就是一天。

第二天上午 9 时手术，7:30 就有护士叫准备。为避免饭后肠道充盈胀气影响手术顺利，剖宫产前不能进食。胎心监护、量血压、测血糖等常规检查之后，换上病号服、剃毛、插上导尿管，带上孕检手册等相关材料就随护工直接去手术室。宝爸送我到手术室门口就不能进去了，当手术室大门关闭时，我回头看到宝爸紧张不安的眼神，那刻有那么一点诀别的味道。

戴上手术帽，打上吊瓶，然后静静等待医生的到来。进手术室后宝妈我非常平静，一边感叹这次点滴所用的针头乃我此生所见最大，一边四处打量手术室的布置，还不停后悔没带手机进来拍几张照片并发个微信什么的。此刻，宝爸在外面已经电话告知宝爷爷和宝奶奶我已进手术室，原本以为还有几天才生的他们立马请假打车赶了过来。

刚躺倒在手术台上，紧接着就进行麻醉，手脚也被绑在手术台上。麻醉起效果之后接上心脏检测仪，宝妈我此刻除了头顶上的无影灯就只能看到旁边的电子时钟，时间 9 时 10 分。3 个主治医生，到底几个护士我躺床上也没看清楚，只知道一屋子站满了人。手术进行过程中，心跳两次不稳，手术过程中宫缩也接着来了，那会儿的感觉就好像是胎宝宝发疯般地撞向阴道口，身体下方也不停地有东西往外流。见我不住地喊疼，医生安慰说："是男孩，不疼了！"这话直接逗乐了我，是男孩子就不疼了吗？

整个手术过程中，宝妈我一直都很清醒，即便是麻醉后沉沉的睡意也没持续多久。10：43，宝宝顺利诞生。宝宝啼哭声响起时，宝妈我不知不觉地流泪了，虽然自己也不知道为什么流泪。缝合好伤口后医生离场，宝妈我配合着护工往病床上挪。带着心脏检测仪和盐水，宝妈我被推出手术室。开门迎来的是宝爸更加焦虑担心的面孔和宝奶奶亲切热情的呼唤，宝宝已经被宝爷爷抱到了我所住的病房。远在湖北的宝外公宝外婆在宝宝被抱出去的那一刻也接到了宝爸的电话。

重3.25千克，身高50厘米，一切正常。这是我的宝宝，从此我就是妈妈了！

产后需注意

选择剖宫产，宝妈我整个分娩过程中基本没有什么痛感，但是一到病房没多久，麻醉效果一过，紧接而来的是撕心裂肺的疼痛。任何拉扯到伤口的动作都会让宝妈我痛得冒冷汗，更别说起床上厕所，连喝水都是躺着用吸管喝的。痛归痛，但是不能因为痛而产生懈怠。这期间有很多地方都是值得注意的。

由于伤口疼痛，开始的两天估计很多宝妈跟我一样，没法起床。好在前两天没拉大便，小便通过导尿管可以解决。产妇应尽量起床解小便，自然分娩的产妇一般在分娩后4小时即可排尿，也有少数产妇可能因为膀胱长期受压，分娩时拉伤会阴部导致疼痛反射，造成排尿困难。此时应该咨询医生，寻求帮助。

科学来讲，顺产的产妇产后 8 小时最好躺在床上休息，12 小时以后就可以自己下床，一天后可以自由活动，但也要避免久站、久坐、久蹲，避免做重活，以防子宫脱垂。剖宫产术 6 小时后，产妇就可以翻身、侧卧，只要自己能忍住疼痛，最好也尽早下床走动，有助于及早恢复肠蠕动。产后第一天，宝妈我疼得一动不动，护士总是过来催促我翻身，促进恶露排出，到最后甚至直接按压我的肚皮以求达到同样的效果。效果是有了，但我疼得厉害，拼命抓住护士的手不让继续按。后来证明，护士是对的。翻身还有利于排气，同时能防止内脏器官粘连。宝妈我应该多忍忍，让护士帮忙尽快将恶露排出的。

无论是剖宫产还是顺产，产妇都应该争取在分娩后半小时内让婴儿吸吮乳头，尽早建立催乳和排乳反射，有利于促进乳汁分泌及子宫收缩。哺乳的时间由少到多，频率根据自身情况和宝宝的需要自由掌握。喂奶尽量采用侧卧位姿势喂奶，既能缓解疼痛，又能防止子宫脱垂。多数产妇分娩后头两天都还没下奶，但乳房会胀痛，此时也应该坚持让宝宝多吮吸，以此来促进乳汁分泌。乳头内陷的宝妈也不要着急，可以将奶嘴套在乳头上给宝宝吮吸，时间长了，乳头就不会内陷。此时没下奶的宝妈也不用担心自己是否有奶水，一般正常健康的妈妈都会有足够的奶水。

产后的前几天，宝妈们都会排出很多恶露，一定要及时清理更换防护垫，清洗身体，避免身体长时间浸泡在恶露中，造成炎症或痔疮。产后 24 小时内如果感到会阴部或肛门下坠不适、疼痛，应请医生诊治，以防感染和血肿发生。

产后应尽早使用收腹带，有利于产后松垮腹部的生理恢复，帮助宝妈尽快恢复体形，同时也在一定程度上缓解子宫脱垂。宝妈我从手术室出来刚进病房没多久，值班医生就帮我系上了收腹带，这大大缓解了手术刀口的疼痛。骨盆矫正带也是一样的道理，能有效帮助松弛的骨盆和臀部得到恢复。

自手术室出来，因为一直没有排气（俗称"放屁"），宝妈我一直不能进食，第一顿喝水，连续 3 天一直喝米汤，饿得说话的力气都没有。米汤、萝卜汤有助于排气，有些医院允许产妇吃些清淡易消化的流食，少量多次。但因为麻醉药药效没有完全消除，为避免引起呛咳及呕吐等，剖宫产后 6 小时内，产妇最好严格禁食。

在剖宫产手术中，产妇肠管受到激惹、肠蠕动减弱，因此剖宫产后很多人会出现腹胀。一般要经过 24 ~ 48 小时，产妇肠道功能才会逐渐恢复。排气是肠道蠕动的标志，表明产妇肠道功能基本恢复。产妇在肠蠕动恢复前不能进食，否则肠胃不能承受。为帮助及早排气，产妇最好早下床，多活动，多翻身，让家人帮忙自上而下轻轻按摩腹部。

产后恶露知多少

恶露指产妇分娩后，由阴道排出的子宫内遗留的淤血和浊液。妊娠期，胎盘附着于子宫内壁上，胎儿出生后，胎盘也随之娩出。但胎盘从子宫剥离后会在子宫内造成创面，这个创面经过一段时间才能完全愈合。因此，在产褥期就会有一些血液从创面排出。

根据排出时间及颜色不同，恶露可以分为以下 3 种类型：红色恶露、浆性恶露和白色恶露。红色恶露是产后 1 ~ 4 天内排出的分泌物，颜色鲜红，与平时月经相似，却稍多于月经量，含有大量的血液、小血块和坏死的蜕膜组织。红色恶露持续 3 ~ 4 天，子宫出血量逐渐减少，浆液增加，转变为浆液恶露。

　　浆液性恶露一般在产后 4 ~ 6 天排出，颜色淡红，主要为少量血液、坏死的蜕膜、宫颈黏液和较多的阴道分泌物。浆液恶露持续 10 天左右，然后血液量逐渐减少，白细胞增多，颜色减淡，逐渐转化为白色恶露。由于恶露中不含血液，而是由大量白细胞、退化蜕膜、表皮细胞和细菌组成，黏稠发白，形如白带，却多于白带的量，所以被称为白色恶露。

　　知道了恶露的分类，那么观察恶露是否正常就有了标准依据。①正常的恶露的量应是越来越少。血性恶露增多，伴有烂肉类物质或胎膜样物，则表示子宫收缩不好或子宫内有残存的胎盘组织，有可能会出现大出血；浆液性或白色恶露增多，时间延长，呈混浊、污秽的土褐色，则多表示宫腔内有感染。②正常的恶露的颜色应是越来越淡。反之，如果恶露颜色越来越深，则说明产妇子宫内有残存胎盘或胎膜，为感染或子宫收缩不好。③正常的恶露的气味应该是从血腥味到无味。若出现臭味，则多半表明宫内有感染。

　　恶露是每个产妇都会遇到的问题，但恶露持续的时间因人而异，每个人排出的量也不尽相同。大部分产妇产后 1 个月内可以干净，但也有少数产妇会持续 1 ~ 2 个月。正常情况下，一旦恶露持续时间超过 1 个月，则该引起重视，不确定时及时就医咨询。

产后恶露不净必须引起重视，因为它有可能导致产妇局部和全身感染，甚至引发败血症。同时，恶露不净还可能诱发晚期产后出血，甚至大出血休克，危及产妇的生命。此外，像宝妈我这样的剖宫产手术者，产后恶露不净还容易引起切口感染裂开或愈合不良，严重时还可能需要切除子宫。

产后住院模式 坐月子的开始

从 41 周 +2 天开始，随着宝宝的诞生，宝妈我进入产后月子模式，经历中国女人一生中很重要的时刻——坐月子。坐月子，古语"月内"，可追溯到西汉时期。

在中国，坐月子是件很严肃的事情。因为人们意识中固定地认为，产后是产妇人体气血最为虚弱的时期，月子坐得好，产妇身体将得到很好的恢复，甚至之前产妇身上的某些病都会随着月子中的调养而得到缓解或痊愈；反之，坐得不好，生完孩子后被掏空的身体将得不到有效休养，从而留下很多后遗症，严重时会影响产妇今后的生活。

坐月子有讲究，但切忌迷信

与古人倡导的一个月休养不同，现代医学认为，产后完全恢复需要更长时间。宝妈湖北老家坐月子都是一个月，而浙江坐月子都是 42 天到 60 天，宝妈我的月子为 42 天。期间，宝妈们除了大量营养补充身体外，还要借助一些护理用品（如产后收腹带、骨盆矫正带），加快产后生理及身材快速恢复。

坐月子其实是产妇整个生殖系统的一个恢复过程。怀孕期间，孕妈妈担负着胎儿生长发育所需要的营养，母体为此做出一系列适应变化。宝宝出生后，母体器官将慢慢恢复到产前的状态。子宫、会阴、阴道的创口会愈合，子宫缩小，膈肌下降，心脏复原，被拉松弛的皮肤、关节、韧带会恢复正常。这些形态、位置和功能能否复原，则取决于产妇坐月子时能否得到正确调养。

为了使子宫尽快恢复，产妇可以进食生化汤和薏米，将怀孕期间沉积在子宫内的废物排出体外，养血活血化淤。产后的新妈妈最好卧床休息 14 天，尽量不要站立或坐着，这有利于伤口恢复和子宫收缩。月子期间也要尽量少抱孩子，喂奶采取侧卧姿势，使乳房不下垂。给宝宝喂奶时要兼顾两边乳房，剩奶要及时排空，否则会影响下次奶水分泌。乳腺炎及出奶不畅困扰着不少新妈妈，这时用热毛巾敷在腋下，能有效促进乳腺通畅。身体有水肿的新妈妈，可以吃些红豆汤或红豆粥，加快祛湿活血。月子期间最好少吃多餐，促进胃肠功能恢复，减轻胃负担。

枸杞提精气，使人躁动，影响休息；人参、母鸡、韭菜退奶；盐和味精加重内脏负担。家中长辈往往认为人参、枸杞炖鸡营养丰富，对产妇有益无害，却不知这其中的危害。宝奶奶照顾过宝姑姑坐月子，因此饮食上也非常注意。风俗方面，宝奶奶却非常坚持：月子期间不能刷牙，不能洗脸洗头洗澡，擦身子只能用冷开水，头上要包防风带，等等。能坚持的尽量坚持，但是洗漱问题我实在没办法做到。剖宫产第二天，趁宝爸和宝奶奶睡着后，宝妈我一步步地挪到卫生间偷偷洗澡刷牙，第三天就因为头发一直汗湿强行洗头。

坐月子方面的理论很多，宝妈自己总结为简单的几句话：忌生冷，保持室内通风，多休息，坚持母乳喂养，放宽心态，合理安排饮食。抱着平常心，加上宝奶奶的精心照顾，宝妈我的月子很顺利，更没有产后抑郁症。

柔若无骨的新生儿，你会护理吗？

小不点一样的宝宝静静躺在摇篮里，看着很想亲一口、抱一抱。但是新生儿全身软绵绵的，似乎一不小心就会弄折掉，让初为父母的年轻一辈一时间不知从哪里下手。好在抱孩子很快就可以学会，但是新生儿的护理就不是一件那么容易的事情了。

新生儿护理是一件非常考验新爸妈的事情，一度是甜蜜的负担。新生儿护理不仅仅包括喂奶、洗澡、换尿布等日常琐事，还涉及宝宝生活的方方面面，例如湿疹、打嗝、鼻塞、脐带护理等。新爸爸新妈妈需要认真观察、细心护理，保证宝宝健康快乐成长。

喂奶是新生儿护理中基础的工作之一，这是件看似简单实则讲究的事情。若是母乳喂养，新妈妈在喂奶前需仔细清洁乳头，同时采取正确的姿势抱住宝宝，以确保宝宝吃奶顺利且不累。若是采取奶粉喂养，除需要随时给奶瓶消毒外，还要按照奶粉包装上标明的剂量冲调奶粉，奶粉加得太多，会增加婴儿的胃肠、肾脏负担，不利于营养成分的吸收；奶粉冲调太稀，则会导致蛋白质含量不足，影响婴儿的生长发育。适宜的做法是，严格按照配方奶粉所规定的奶量及方法进行配方奶粉冲调。另外，妈妈们不要在奶粉中添加糖、菊花精等"败火"，因为加糖过多，会导致营养搭配不合理，容易造成婴儿体内高糖和婴儿肥胖。

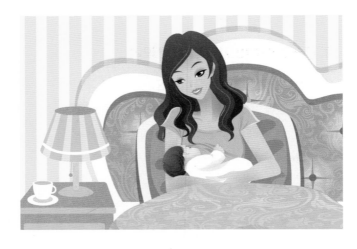

因为湿疹，宝宝脸上长小红点是很多新妈妈遇到的问题，而大多数时候，是由于新妈妈自身的原因导致宝宝患上了湿疹。新妈妈自身的影响包括内部因素和外部因素，内部因素包括体内感染病灶、内分泌及代谢障碍等，外部因素主要来自于食物，如鱼、虾、蟹、牛羊肉等。此外，吸入物、微生物、气候变化及化妆品、洗涤剂等都可能导致宝宝患上湿疹。湿疹一般没太大危害，新妈妈可以通过自身饮食及调养来帮助宝宝康复，也可以给宝宝涂抹婴儿湿疹霜。

　　宝宝在吸奶的时候往往会因为用力吮吸而吞入过量的空气，造成肚子胀气，导致打嗝。因此，新爸爸新妈妈给宝宝喂奶时要注意采取正确喂奶姿势，手臂托住宝宝让其斜坐在大腿上。喂奶坚持少量多餐的原则，并在喂奶的中间帮助宝宝排气。宝宝喝完奶之后，可以将宝宝竖直抱起，让宝宝头部靠在肩上，轻轻拍打宝宝后上背帮助排气。新爸爸新妈妈也可以轻轻按摩宝宝的腹部来帮助排气，能够有效预防宝宝打嗝或溢奶。如果上述方法都无效，那么不妨给宝宝喂一点温开水，或者转移宝宝的注意力。

　　新生儿鼻塞是件常见而棘手的事情，面对宝宝吹弹可破的皮肤，新爸爸新妈妈往往不知该如何下手。如果宝宝因感冒等情况导致鼻塞时，用温湿毛巾敷于鼻根部，能起到一定的缓解作用，但宝宝一般会感觉不舒服。麻黄素滴鼻子虽然有效，但宝妈我不建议给宝宝用，避免过多使用可能造成药物性鼻炎。最常用的方法是母乳滴鼻，轻轻地滴一小滴母乳到婴儿鼻腔内，待分泌物软化后将其沾出。此外，为了尽量减少家中的过敏原，新爸爸新妈妈要勤换床单，经常吸尘，保持宝宝所处环境的清洁卫生，降低宝宝鼻塞的可能。

　　脐带护理是新生儿护理中的重要环节，新爸爸新妈妈要特别注意防水，保持脐部干燥卫生。脐带结扎后24小时内，注意观察新生儿的肚脐。一旦发现脐带上的纱布被血污染或者湿透，需立即请医生重新消毒结扎。此外，坚持

外篇：宝宝，你赖床，该出来了！

每天洗浴后用75％的酒精消毒，用医用棉签顺时针从脐根中心呈螺旋形向四周擦拭，谨防把周围皮肤上的细菌带入脐根部。新生宝宝的脐带脱落后，也要坚持给宝宝的脐带消毒一段时间，直至与常人无异。如果发现脐根有肉芽、脓性分泌物、红肿以及臭味，脐轮红肿，则需及时就医，以防恶化。

结束语

　　自从宝宝出生后，宝妈我的生活发生了巨大变化。看着宝宝一天天变化长大，宝妈我感到非常幸福。以前总觉得十月怀胎辛苦，宝宝出生后，才发现怀孕期间是最轻松的。从此，宝妈我的生命中多了个小男人，我将全心全意陪他到永远！

后　记

　　前后折腾了 3 年多，这本书终于收尾了，有严重孕吐时为转移注意力而写，有半夜兴奋难眠时为留下当时感受而写，有在医院排队时为忐忑不安而写，有趁宝宝睡着时回忆孕期而写……当然，这其中很多内容还不够详细全面，因为大部分是我的个人经历及孕期常见问题，所以难免存在很多不足之处，敬请读者多多原谅。

　　完成此书时，我家宝宝已经两岁多了。感慨时间过得真快，也感慨作为妈妈的不易。怀孕和养育截然不同，也不是一两句话能够讲清楚的。除了生活上的料理，孩子的教育也提上了重要日程，而这个教育的最重要环节就是家庭成员知道却总是忽略的言传身教。

　　如今的政策，虽然全面放开二孩，但受社会环境和家庭原因的影响，很多家庭还是会选择养育一个孩子。在特别注重家庭观念的中国，孩子很大程度上是家庭关系的促凝剂和润滑剂。可喜的是，如今社会及年轻夫妇对优生优

我的怀孕40周 MY FORTY WEEKS OF PREGNANCY

222

育的关注及落实，达到前所未有的高度。我们更希望，每个胎宝宝都能顺利诞生、健康成长、快乐生活。

看着我家宝宝茁壮成长，每每会想起自己远在湖北的年迈母亲。当时抱着爱情至上的热血，不顾家人的反对，毅然跟随宝爸定居浙江。当时自己总觉得交通发达，距离已经不是问题。如今，自己当妈妈后，经历多了，已经能体会到母亲当时的心情了。"儿行千里母担忧"，这不是客观因素可以改变的，也印证了那句古语："养儿方知父母恩"。

因此，本书于我已不仅仅是10万文字，同时也是一种经历的回顾，一种情感的升华，更是一种情怀的表达。

感谢周诗鸿老师对本书给予的支持与指导，感谢吉林科学技术出版社各位老师的辛勤工作，让我人生的这个重要阶段有了沉淀与记录，让我能为看到此书的孕妈妈稍尽绵薄之力。

献给辛苦十月怀胎的孕妈妈们。

后

记

223

图书在版编目（CIP）数据

我的怀孕40周 / 水青窈著. — 长春 ： 吉林科学技术出版社，2017.9
ISBN 978-7-5578-0216-5

Ⅰ. ①我… Ⅱ. ①水… Ⅲ. ①妊娠期－妇幼保健－基本知识 Ⅳ. ①R715.3

中国版本图书馆CIP数据核字 (2016) 第007309号

我的怀孕40周
Wo de Huaiyun 40 Zhou

著　　　水青窈
总 策 划　周诗鸿
出 版 人　李　梁
责任编辑　孟　波　　王　皓
封面设计　添翼工作室·王丽杰
开　　本　889mm×1194mm　1/32
字　　数　150千字
印　　张　7
印　　数　1-7 000
版　　次　2017年 9 月第 1 版
印　　次　2017年 9 月第 1 次印刷

出　　版　吉林科学技术出版社
发　　行　吉林科学技术出版社
地　　址　长春市人民大街4646号
邮　　编　130021
发行部电话/传真　0431-85635177　85651759　85651628
　　　　　　　　　85677817　85600611　85670016
储运部电话　0431-84612872
编辑部电话　0431-85635185
网　　址　www.jlstp.net
印　　刷　深圳市雅佳图印刷有限公司

书　　号　ISBN 978-7-5578-0216-5
定　　价　42.00元